Kohlhammer

Die Autorin

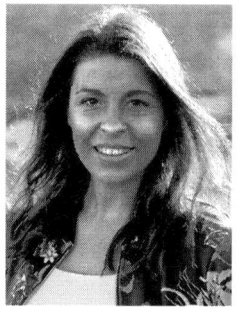

Dr. rer. nat. Jessica Uhl (geb. Prinz) ist Psychologin. Von 2010 bis 2013 studierte sie Psychologie in Eichstätt, von 2013 bis 2015 in Ulm. Im Jahr 2015 erhielt sie ein Forschungsstipendium der Universität Trier im internationalen Doktorandenprogramm »Psychotherapieforschung« und seit 2017 arbeitet sie als Wissenschaftliche Mitarbeiterin in der Abteilung für Klinische Psychologie und Psychotherapie der Universität Trier. 2019 erfolgte die Approbation zur Psychologischen Psychotherapeutin (Verhaltenstherapie) und 2020 schloss sie ihre Promotion ab, welche mit dem Förderpreis des Freundeskreises der Universität Trier e. V. für herausragende Dissertationen, gestiftet von der Nicolaus Koch Stiftung, ausgezeichnet wurde. Ihre Forschungsschwerpunkte sind die Wirkmechanismen von Imagery Rescripting, nonverbale sowie psychophysiologische Prozesse in der Patient-Therapeut-Dyade und Therapeuteneffekte.

Jessica Uhl

Imagery Rescripting

Psychotherapeutische Techniken der
imaginativen Überschreibung

Verlag W. Kohlhammer

Dieses Werk einschließlich aller seiner Teile ist urheberrechtlich geschützt. Jede Verwendung außerhalb der engen Grenzen des Urheberrechts ist ohne Zustimmung des Verlags unzulässig und strafbar. Das gilt insbesondere für Vervielfältigungen, Übersetzungen, Mikroverfilmungen und für die Einspeicherung und Verarbeitung in elektronischen Systemen.

Pharmakologische Daten, d. h. u. a. Angaben von Medikamenten, ihren Dosierungen und Applikationen, verändern sich fortlaufend durch klinische Erfahrung, pharmakologische Forschung und Änderung von Produktionsverfahren. Verlag und Autoren haben große Sorgfalt darauf gelegt, dass alle in diesem Buch gemachten Angaben dem derzeitigen Wissensstand entsprechen. Da jedoch die Medizin als Wissenschaft ständig im Fluss ist, da menschliche Irrtümer und Druckfehler nie völlig auszuschließen sind, können Verlag und Autoren hierfür jedoch keine Gewähr und Haftung übernehmen. Jeder Benutzer ist daher dringend angehalten, die gemachten Angaben, insbesondere in Hinsicht auf Arzneimittelnamen, enthaltene Wirkstoffe, spezifische Anwendungsbereiche und Dosierungen anhand des Medikamentenbeipackzettels und der entsprechenden Fachinformationen zu überprüfen und in eigener Verantwortung im Bereich der Patientenversorgung zu handeln. Aufgrund der Auswahl häufig angewendeter Arzneimittel besteht kein Anspruch auf Vollständigkeit.

Die Wiedergabe von Warenbezeichnungen, Handelsnamen und sonstigen Kennzeichen in diesem Buch berechtigt nicht zu der Annahme, dass diese von jedermann frei benutzt werden dürfen. Vielmehr kann es sich auch dann um eingetragene Warenzeichen oder sonstige geschützte Kennzeichen handeln, wenn sie nicht eigens als solche gekennzeichnet sind.

Es konnten nicht alle Rechtsinhaber von Abbildungen ermittelt werden. Sollte dem Verlag gegenüber der Nachweis der Rechtsinhaberschaft geführt werden, wird das branchenübliche Honorar nachträglich gezahlt.

Dieses Werk enthält Hinweise/Links zu externen Websites Dritter, auf deren Inhalt der Verlag keinen Einfluss hat und die der Haftung der jeweiligen Seitenanbieter oder -betreiber unterliegen. Zum Zeitpunkt der Verlinkung wurden die externen Websites auf mögliche Rechtsverstöße überprüft und dabei keine Rechtsverletzung festgestellt. Ohne konkrete Hinweise auf eine solche Rechtsverletzung ist eine permanente inhaltliche Kontrolle der verlinkten Seiten nicht zumutbar. Sollten jedoch Rechtsverletzungen bekannt werden, werden die betroffenen externen Links soweit möglich unverzüglich entfernt.

1. Auflage 2025

Alle Rechte vorbehalten
© W. Kohlhammer GmbH, Stuttgart
Gesamtherstellung: W. Kohlhammer GmbH, Heßbrühlstr. 69, 70565 Stuttgart
produktsicherheit@kohlhammer.de

Print:
ISBN 978-3-17-043211-6

E-Book-Formate:
pdf: ISBN 978-3-17-043212-3
epub: ISBN 978-3-17-043213-0

Inhalt

Verzeichnis der Fallbeispiele 9

Vorwort 11

Die Kraft von Imagination (mit und ohne Überschreibung) 13

I Theoretische Grundlagen

1 Geschichte von Imaginationstechniken und Entstehung des Imagery Rescripting 17
    1.1   Hypnotherapie 18
    1.2   Von Einflüssen aus der Psychoanalyse, über die Gestalttherapie, hin zur Transaktionsanalyse 19
    1.3   Verhaltenstherapie 20
             Imagery Rescripting and Reprocessing Therapy 21
             Schematherapie 21

2 Aktuelle Forschungsbefunde zur Wirksamkeit 23
    2.1   Beispiel eines imaginationsbasierten Behandlungsmanuals ... 24
    2.2   Telepsychotherapie 25

3 Aktuelle Forschungsbefunde zu potenziellen, zugrunde liegenden Wirkmechanismen 27
    3.1   Intrapersonelle Prozesse – innerhalb des Patienten 27
             Gedächtnisprozesse 27
             Selbstbewertung 28
             Meta-emotionale Prozesse 29
             Physiologische Prozesse 29
    3.2   Interpersonelle Prozesse – innerhalb der Patient-Therapeut-Dyade 31
             Therapeutische Beziehung, therapeutische Präsenz und geteilte Erfahrung 31
             Physiologische Synchronie 32

II Praktische Durchführung

4 Vorbereitung und allgemeine Instruktionen zur Durchführung von Imagery Rescriping 37
4.1 Aufbau und Ablauf 37
4.2 Indikation und Kontraindikation 39
4.3 Vor dem ersten Arbeiten mit Imagery Rescriping 41
4.4 Vor den weiteren Imagery Rescriptings 42
4.5 Allgemeine Instruktion 43
    Schließen der Augen 43
    Body Scan oder Erdung 44
    Im Hier und Jetzt 45
    Begrifflichkeiten 46
4.6 Sicherer Ort 46

5 Klassisches Imagery Rescripting: Bearbeitung und Veränderung negativer Erfahrungen aus der Vergangenheit .. 49
5.1 Ablauf des klassischen Imagery Rescripting 52
5.2 Affektbrücke 54
5.3 Aktuelle Forschungsbefunde zur Durchführung 56
    Der richtige Zeitpunkt für die Überschreibung 56
    Aktivierung aller aversiven Elemente 59
    Gewalttätige Überschreibung 59
    Akteur: aktive versus passive Überschreibung 62
    Sollte sich der Therapeut die Situation auch vorstellen? 62
    Sollte der Therapeut auch die Augen schließen? 63
5.4 Mögliche Schwierigkeiten und deren potenzielle Lösungswege 64
    Was, wenn die Affektbrücke nicht funktioniert? 64
    Was, wenn der Patient keine Situation vor seinem inneren Auge sieht? 65
    Was, wenn der Patient zu stark auf die Korrektheit der Details fokussiert ist? 66
    Was, wenn der Patient noch vor der Überschreibung abbricht? 67
    Was, wenn der Patient nicht als Erwachsenes-Selbst die Situation verändern kann und auch keinen Helfer findet? Gibt es ungeeignete Helfer? 68
    Was, wenn das Erwachsene-Selbst nicht hilfreich in der Situation ist? 71
    Was, wenn der Patient zwischen Situationen springt? 72
    Was, wenn der Patient emotional zu unbeteiligt ist? 73
    Was, wenn der Patient übermäßig emotional aktiviert ist? ... 74
    Was, wenn der Patient dem Antagonisten gegenüber zu starke Loyalität empfindet? 74

	5.5	Exkurs: Wie war das nochmal mit den Gesprächsführungstechniken?	76
6		**Imagery Rescripting mit Selbstanteilen bei vergangenen, gegenwärtigen und zukünftigen Situationen**	**79**
	6.1	Ablauf und Aufbau	82
	6.2	Aktuelle Forschungsbefunde zur Durchführung	85
		Sollte sich der Therapeut die Situation auch vorstellen?	85
		Sollte der Therapeut auch die Augen schließen?	85
	6.3	Mögliche Schwierigkeiten und deren potenzielle Lösungswege	86
		Was, wenn die Benennung der Selbstanteile ungünstig ist?	86
		Was, wenn der dominante Selbstanteil sehr stark ist und …	88
		Was, wenn bei der Arbeit mit Visualisierungen diese nur in ihrer Erscheinung oder Position verändert werden?	89

III Zum Abschluss

7	**Zusammenfassung**	**93**
8	**Schlusswort**	**96**

Verzeichnisse

Literatur	99
Stichwortverzeichnis	105

Verzeichnis der Fallbeispiele

Fallbeispiel 1: Verantwortungsgefühl, Streitsituation in der Familie 13
Fallbeispiel 2: Justine 17
Fallbeispiel 3: Affektbrücke bei Essanfällen 18
Fallbeispiel 4: Spencer – konfligierende Modi 22
Fallbeispiel 5: PTBS, Mutter bietet keinen Schutz vor dem Vater 37
Fallbeispiel 6: Soziale Angst 38
Fallbeispiel 7: Leistungsdruck durch leistungsorientierten Vater 40
Fallbeispiel 8: Sicherer Ort, missglückt – körperbezogene Ängste 43
Fallbeispiel 9: Sicherer Ort 46
Fallbeispiel 10: PTBS – Vergewaltigung, Hotspot 49
Fallbeispiel 11: Affektbrücke – soziale Phobie 55
Fallbeispiel 12: PTBS – Vergewaltigung, Überschreibung vor dem Höhepunkt der Anspannung 57
Fallbeispiel 13: Gewalttätige Überschreibung – Rache gegenüber der Arbeitskollegin 60
Fallbeispiel 14: Gewalttätige Überschreibung – Straftäterin mit aggressiven Impulsen 61
Fallbeispiel 15: Affektbrücke – Einsamkeit 65
Fallbeispiel 16: Stressvoll erlebter sicherer Ort 66
Fallbeispiel 17: Schuld – Helferfiguren 68
Fallbeispiel 18: Nachbesprechung Helferfigur 70
Fallbeispiel 19: Helferfigur löst Trauer aus 70
Fallbeispiel 20: Bedürfnis nach Anerkennung – leistungsorientierter Vater . . . 71
Fallbeispiel 21: Vermeidung emotionaler Aktivierung 73
Fallbeispiel 22: Loyalität zum Antagonisten 75
Fallbeispiel 23: Prüfungsangst, leistungsorientierter dominanter Selbstanteil 79
Fallbeispiel 24: Selbstanteile als Visualisierungen 87

Vorwort

Verehrte Leserinnen und Leser,
ich freue mich außerordentlich, Ihnen dieses Buch über Imagery Rescripting vorstellen zu dürfen. In den folgenden Kapiteln werden wir in die faszinierende Welt der imaginativen Überschreibung eintauchen – eine bahnbrechende Technik, die es uns ermöglicht, aversive Erinnerungen umzuformen, dysfunktionale Grundüberzeugungen zu bearbeiten und emotionale Belastungen zu bewältigen. Während Sie durch die Seiten dieses Buches blättern, werden Sie erfahren, wie diese Technik entstanden ist, welche Prinzipien ihr zugrunde liegen und wie sie von Fachleuten auf dem Gebiet der Psychologie und Psychotherapie angewandt wird. Ich werde Ihnen Fallbeispiele präsentieren, die verdeutlichen, wie Patienten ihre aversiven Erfahrungen erfolgreich verarbeiten konnten, und auch Beispiele sowie Hilfestellungen bei weniger geglückten imaginativen Überschreibungen geben.

Dieses Buch ist in erster Linie für Studierende der Psychologie oder verwandter Fächer sowie Psychotherapeuten in Ausbildung oder Weiterbildung und approbierte Psychotherapeuten gedacht. Es handelt sich nicht um ein Selbsthilfewerk, sondern ist als Therapiemanual für Therapeuten konzipiert und setzt psychotherapeutisches Grundwissen voraus. Mit diesem Buch möchte ich Sie ermutigen die Technik auszuprobieren und eigene Erfahrungen zu sammeln, aber auch ein Nachschlagewerk für bereits mit der Technik erprobte Therapeuten bieten, auf welches Sie in schwierigen Situationen zugreifen können.

In den folgenden Kapiteln werden vier unterschiedliche Imaginationstechniken in Zusammenhang mit Imagery Rescripting dargestellt und diskutiert. Bei der Imagination des sicheren Ortes und der Affektbrücke handelt es sich nicht um Adaptionen von Imagery Rescripting, jedoch zeigten sich beide Techniken in Zusammenhang mit Imagery Rescripting als sehr nützlich. Schwerpunkt des Buches stellen das klassische Imagery Rescripting sowie Imagery Rescripting mit Selbstanteilen dar.

Ich selbst kam mehr oder weniger zufällig in Kontakt mit Imagery Rescripting. Mit Beginn meiner Promotion im Bereich der Psychotherapieforschung und dem zeitgleichen Start meiner Ausbildung zur Psychologischen Psychotherapeutin an der Universität Trier wurde dort ein Kooperationsprojekt mit der Bar-Ilan Universität in Israel ins Leben gerufen. Im Rahmen dieses Projektes wurde ein imaginationsbasiertes Behandlungsmanual erarbeitet und an einer Stichprobe mit prüfungsängstlichen Studierenden getestet. Schwerpunkt des Projektes war bzw. ist die Untersuchung der zugrunde liegenden Wirkmechanismen von Imagery Rescripting. Während mir zu dem damaligen Zeitpunkt die Technik des Imagery Rescripting kein Begriff war, änderte sich dies schnell, als ich wenige Monate später nach Israel zu Prof. Dr. Eshkol Rafaeli eingeladen wurde und dort gemeinsam mit seinem Team ein Training in Imagery Rescripting und dem Behandlungsmanual absolvierte. Seitdem sind viele Jahre vergangen und ich habe selbst in über 300 Therapiesitzungen Imagery Rescripting angewandt und ca. 1000 Sitzungen supervidiert. Nach wie vor ist es als Wissenschaftlerin mein Anliegen eine Verbindung zwischen Forschung und Praxis zu schaffen und wissenschaftliche Befunde derart aufzubereiten, dass klinische Implikationen abgeleitet werden können. Dennoch möchte ich in diesem Buch auch neben den Forschungsbefunden meine eigene klinische Erfahrung einfließen lassen. Hierbei ist es mir sehr wichtig, dass der Leser erkennen kann, was auf klinischen Studien, theoretischen Überlegungen und reinen klinischen Erfahrungen basiert.

Ich bin jedem Patienten und jeder Patientin sowie jedem Supervisanden und jeder Supervisandin, mit denen ich in den vergangenen Jahren arbeiten durfte, dankbar. Ich habe viel durch sie gelernt. Ein besonderer Dank gilt meinen Mentoren Eshkol Rafaeli, der mir zuverlässig mit Rat und Tat zu Seite stand, und Wolfgang Lutz, an dessen Institut ich wissenschaftlich und therapeutisch arbeiten konnte.[1]

Trier, im Frühjahr 2025
Jessica Uhl

---

[1] Im Interesse der besseren Lesbarkeit wird im Text zur Bezeichnung von Personen und Personengruppen das generische Maskulin verwendet. Die Angaben beziehen sich immer auf alle Formen von geschlechtlichen Identitäten.

Die Kraft von Imagination (mit und ohne Überschreibung)

In unserer Vorstellung sind wir in der Lage mentale Bilder zu erschaffen, welche neben visuellen Inhalten auch Geräusche, Gerüche, Geschmäcker und körperliche Empfindungen beinhalten können. Neben den Sinneseindrücken werden mentale Bilder von Emotionen begleitet bzw. können emotionale Reaktionen hervorrufen und/oder verstärken. Zur Imagination benötigen wir keinerlei sensorischen Input von außen (Ji et al., 2016; Kosslyn et al., 2001). Ein bekanntes Beispiel hierfür ist die Zitronenübung, mittels derer wir bei Patienten das Zusammenspiel von Gedanken, Gefühlen und Körperempfindungen verdeutlichen möchten. Die detaillierte und achtsame Imagination einer Zitrone reicht aus, um Geruchs- und Geschmackswahrnehmungen zu aktivieren.

Wie beim Beispiel der Zitronenübung ersichtlich, eignet sich Imagination als therapeutische Technik und kann auf eine lange Geschichte zurückblicken. Erste Aufzeichnungen und Hinweise von Imagination zur Veränderung kognitiver Prozesse finden sich in der Steinzeit, bei den alten Ägyptern und Griechen sowie im tibetischen Buddhismus, bis sie schließlich auf die westliche Philosophie und Medizin übertragen wurde (Hackmann et al., 2011).

Imagination aktiviert Erinnerungen, und damit assoziierte Emotionen, stärker als ein reines Gespräch (Holmes & Mathews, 2010). Diesen Vorteil machen sich Imaginationstechniken gegenüber rein verbalen Techniken zunutze. Die lebhafte Erinnerung belastender Erfahrung, einschließlich der Aktivierung aller Sinne, Emotionen und Kognitionen, kann die Identifikation unerfüllter emotionaler Bedürfnisse ermöglichen (z. B. Arntz, 2014). Wenn die belastende Erinnerung dann *rescripted* wird, d. h. das imaginierte Ereignis in eine positive, gewünschte Richtung verändert wird, können neue emotionale Erfahrungen gesammelt und als adaptierte emotionale Elemente in die ursprüngliche Erinnerung aufgenommen werden (Wheatley et al., 2009).

Imagery Rescripting wurde ursprünglich für klinische Populationen entwickelt, die unter traumatischen Erfahrungen leiden. Im Laufe der vergangenen Jahrzehnte wurde die Technik angepasst und zur Behandlung unterschiedlicher Symptomatiken und Störungsbilder herangezogen. Hierbei zeigte sich Imagery Rescripting als wirksame Technik.

Fallbeispiel 1: Verantwortungsgefühl, Streitsituation in der Familie

Maya P., eine 23-jährige Patientin, berichtet von belastenden Streitsituationen aus ihrer Kindheit. Sie war damals ungefähr zehn Jahre alt und hat gelauscht, während es zum Streit zwischen ihrer sechs Jahre älteren Schwester und ihren Eltern kam. In der Vorstellung begibt sich die Patientin zurück in eine dieser Situationen. Es ist Abend, sie sollte bereits schlafen, jedoch hört sie laute Stimmen und geht ins Treppenhaus. Dort stellt sie sich an die Treppe und versucht zu hören, über was im Wohnzimmer, eine Etage tiefer, gestritten wird. Sie hört das Schimpfen ihrer Eltern und das Weinen ihrer Schwester. Die kleine Maya versteht nicht, was da gerade passiert. Sie hat Angst, dass die Familie auseinanderbricht. Sie weiß, dass sie nicht dort stehen und lauschen darf. Dies macht sie hilflos, denn dadurch traut sie sich nicht die Situation anzusprechen. In der Überschreibung stellt sich die Patientin ihr heutiges Erwachsenes-Selbst vor. Dieses tritt neben die kleine Maya und spendet ihr zunächst Trost. »Es ist nicht deine Schuld, dass es zum Streit zwischen deiner Schwester und deinen Eltern kommt. Ein Streit ist auch normal und gehört dazu. Es ist nicht deine Aufgabe die Familie zusammenzuhalten. Dieser Streit hat nichts mit dir zu tun.« Dies beruhigt die kleine Maya ein Stück weit, dennoch kann sie nicht begreifen, was gerade geschieht. Gemeinsam mit dem Erwachsenen-Selbst geht sie ins Wohnzimmer zu den Eltern und ihrer Schwester. Das Erwachsene-Selbst berichtet den Eltern und der Schwester, dass die kleine Maya gelauscht hat und bittet darum, dass ihr jemand erklärt, warum so häufig gestritten wird. In ihrer Vorstellung nimmt die Schwester die kleine Maya zu sich und erzählt ihr, dass es gerade eine schwierige Zeit für sie ist und dass diese Zeit auch wieder vorbeigehen wird. Die kleine Maya ist zufrieden mit der Erklärung und die Imagination kann abgeschlossen werden.

I Theoretische Grundlagen

1 Geschichte von Imaginationstechniken und Entstehung des Imagery Rescripting

Der Psychologe David Edwards hat sich in seiner Forschung intensiv mit der Anwendung, Entstehung und Geschichte von Imaginationstechniken in der Psychotherapie befasst und zahlreiche Publikationen (z. B., Edwards, 2007, 2011) hervorgebracht. Dieses Kapitel orientiert sich an seinen Übersichtsarbeiten.

Es gibt kein exaktes Entstehungsdatum für Imagery Rescripting. Wie bereits beschrieben, wurden Imaginationstechniken bereits in der Steinzeit, bei den Ägyptern und in der Antike verwendet. Genauso wenig lässt sich Imagery Rescripting einer bestimmten therapeutischen Schule zuschreiben. Imagery Rescripting kann auf eine lange Tradition, therapieschulen-übergreifend, zurückblicken. Erste Aufzeichnungen von Imaginationstechniken, die unserem heutigen Verständnis von Imagery Rescripting nahekommen, finden sich bereits im 19. Jahrhundert. Hervorzuheben ist hierbei der französische Psychiater Pierre Janet, der sich ab etwa 1880 mit dem Wiedererleben von Traumata unter Hypnose beschäftigte (Janet, 1894; Van der Kolk et al., 1989). Zur Behandlung traumatischer Erfahrungen schlug er vor, dass traumatische Erfahrungen identifiziert, exploriert und modifiziert werden sollen; er benannte diese Technik als *Substitution* (Janet, 1894; Van der Kolk et al., 1989). Im nachfolgenden Fallbeispiel wird einer seiner Fälle, der Fall Justine, dargestellt.

Fallbeispiel 2: Justine

Im Zentrum dieses Fallbeispiels steht eine 40-jährige Patientin [Justine] mit starker Angst vor der Krankheit (sogar dem Wort) Cholera. Ihre heftige Angst an Cholera zu sterben, geht auf eine Situation zurück, in der sie im Alter von 17 Jahren zwei Cholera-Leichen sah.

»Oh! C'est horrible de vivre ainsi, j'ai peur, J'ai peur! De quoi? J'ai peur du choléra. [Oh! Es ist schrecklich so zu leben, ich habe Angst, ich habe Angst! Wovor? Ich habe Angst vor Cholera]« (Janet, 1894, S. 122). Wiederkehrend sah die Patientin in ihren hysterischen Anfällen das Bild der beiden nackten Leichen, eine mehr im Vordergrund als die andere, roch den Gestank der Verwesung, hörte Glockenläuten und die Rufe: »Cholera, Cholera«. Dieses traumatische Ereignis bezog alle ihre Sinne mit ein, beherrschte ihr Bewusstsein vollkommen und ließ keinen Raum für andere Gedanken oder Handlungen.

Der Therapeut [Pierre Janet] fand, dass der einzige Weg, die Patientin zu erreichen, darin bestand, als Teilnehmer in ihre Erinnerung einzutreten. Während sie die Szene in Hypnose durchlebte, führte der Therapeut einen Dialog mit ihr. Die Patientin schrie: »Le choléra, il va me prendre…. [Die Cholera, sie wird mich holen.]«. Der Therapeut antwortete: »Qui, il te tient par la jambe droite [Ja, sie hält dich am rechten Bein fest]«. Daraufhin zog die Patientin ihr Bein ruckartig zurück. Langsam und mit langen Pausen wurde der Dialog zwischen der Patientin und dem Therapeuten weitergeführt. Der Therapeut fragte: »Qù est-il donc ton choléra. [Wo ist sie denn, deine Cholera?]«. Die Patientin antwortete: »Là, vous voyez bien, ce mort tout bleu, comme ça pue! [Sie sehen doch, der blaue Tod, wie sie stinkt!]« (Janet, 1894, S. 124).

Im Behandlungsverlauf gelang es dem Therapeuten das Bild umzuformen, indem er der Patientin Veränderungen vorschlug und von ihr die Rückmeldung einholte, ob sie sich dies vorstellen könnte. Die Leichen wurden mit Kleidern versehen, und eine erhielt die Identität eines chinesischen Generals, den die Patientin auf einer Weltausstellung gesehen hatte. Als sie den General aufstehen und komisch marschieren sehen konnte, hörten die Bilder des traumatischen Ereignisses in ihren hysterischen Anfällen nach und nach auf (Janet, 1894).

1.1 Hypnotherapie

Die Schule der Hypnotherapie ist reich an Imaginationstechniken. Es finden sich ähnliche Vorgehensweisen, wie auch Janet sie anwandte, jedoch mit einem stärkeren Fokus auf dem Rückgang der emotionalen Reaktion statt der Umstrukturierung. Erst durch den US-amerikanischen Psychologen John Watkins gewann die aktive Umstrukturierung in Imaginationstechniken an Bedeutung (Edwards, 2007). Zudem beschreibt John Watkins in einem Artikel aus dem Jahr 1971 die Affektbrücke. Dabei begibt sich der Patient in seiner Vorstellung in eine aktuelle Situation und fokussiert sich, angeleitet durch den Therapeuten, auf ein belastendes Gefühl. Dieses belastende Gefühl wird genutzt, um eine Brücke zu einer früheren Erinnerung zu schlagen. Hierzu muss das Gefühl in den Vordergrund gerückt und lebhaft empfunden werden. Alle anderen Eindrücke der ursprünglichen Situation verblassen und der Patient wird angeleitet ausgehend vom belastenden Gefühl eine frühere Erinnerung aufkommen zu lassen. Wenn der Patient in einer früheren Erinnerung angelegt ist, in der er das Gefühl ähnlich stark oder stärker verspürt hat, wird er gebeten diese Situation wieder zu erleben. Wird nun dem Patienten erlaubt, das unbefriedigte Bedürfnis in dieser früheren Situation zu befrieden, führt dies zu einer Symptomreduktion im Hier und Jetzt (Edwards, 2011; Watkins, 1971). Nachfolgend findet sich eine Zusammenfassung des Fallbeispiels aus Watkins' Artikel aus dem Jahr 1971.

Fallbeispiel 3: Affektbrücke bei Essanfällen

Als Ausgangssituation berichtet eine 35-jährige Patientin mit starkem Übergewicht und Essanfällen von einem kürzlichen Essanfall. Sie war zunächst im Kinderzimmer und kümmerte sich um ihr Baby, als sie plötzlich von einem Heißhunger übermannt wurde, in die Küche ging und eine große Menge an unterschiedlichen Süßigkeiten zu sich nahm. Sobald der Essanfall vorbei war, fühlte sie sich schuldig. Unter Hypnose ließ sie die Situation im Kinderzimmer erneut aufkommen, bis zu dem Punkt, als der Heißhunger begann. Der Therapeut leitete die Affektbrücke an und verstärkte das Gefühl: »Your craving to eat is becoming more intense. It is becoming so strong that you can't think of nothing else. You feel confused. The room is fading. Everything is a great blur. The only thing you can experience is the craving. The world is full of craving. [Ihr Verlangen zu essen wird immer intensiver. Es wird so stark, dass Sie an nichts anderes mehr denken können. Sie fühlen sich verwirrt. Der Raum verblasst. Alles ist sehr verschwommen. Das Einzige, was Sie wahrnehmen können, ist das Verlangen. Es gibt nur noch Verlangen.]« (Watkins, 1971, S. 23–24). Der Therapeut fuhr fort: »Now you are becoming younger. You are going back, back, back into the past over a railroad track consisting of craving. Everything is changing except craving. The craving is the same. And you are becoming younger and younger. You are going back to some time in your life when you first felt this same craving. Where are you? What is happening? [Jetzt werden Sie jünger. Sie gehen zurück, zurück, zurück in die Vergangenheit über ein Gleis, das aus Verlangen besteht. Alles ändert sich, nur das Verlangen nicht. Das Verlangen ist das gleiche. Und Sie werden jünger und jünger. Sie gehen zurück zu einem Zeitpunkt in Ihrem Leben, an dem Sie zum ersten Mal das gleiche Verlangen verspürt haben. Wo befinden Sie sich? Was geschieht gerade?]« (Watkins, 1971, S. 24). Die Patientin antwortete: »I am lying in bed. There are slats up and down the bed. I want to suck my thumb, but Mama has tied a cloth on it with bitter, black medicine. [Ich liege im Bett. Es gibt Latten oben und unten am Bett. Ich möchte am Daumen lutschen, aber Mama hat ein Tuch mit bitterer, schwarzer Medizin umgebunden.]« (Watkins, 1971, S. 24). Der Therapeut sagte: »Mary, you can take off the bad cloth and suck your thumb if you wish. [Mary, Sie können das schlechte Tuch von Ihrem Daumen nehmen und daran lutschen, wenn Sie das möchten]« (Watkins, 1971, S. 24). Die Patientin löste das Tuch vom Daumen und saugte für 15 Minuten daran. Danach habe sie den Heißhunger nie mehr verspürt.

1.2 Von Einflüssen aus der Psychoanalyse, über die Gestalttherapie, hin zur Transaktionsanalyse

Die Ursprünge der Psychoanalyse wurzeln in Hypnose und obwohl Hypnose in engem Zusammenhang zu Imagery Rescripting steht, findet sich in der Psychoanalyse keine Technik, die ähnlich zu unserem heutigen Verständnis von Imagery Rescripting ist. Dennoch lieferte die Psychoanalyse relevante Einflüsse zur Entwicklung von Imagery Rescripting. Ausgehend von den Lehren Joseph Breuers, entfernte sich Sigmund Freud von dem traditionellen Vorgehen der Hypnose und versuchte die Kindheitserinnerungen seiner Patienten zu aktivieren. Zunehmend wandte sich Freud dabei von Imaginationstechniken ab (Singer, 1974). Vielmehr waren es seine Schüler, die mit ihren Ansätzen Vorreiter der Gestalttherapie waren und einen Beitrag zum heutigen Imagery Rescripting lieferten (Edwards, 2011).

Sándor Ferenczi war ein Schüler Freuds, welcher sich in seiner therapeutischen Laufbahn zunehmend von dessen psychoanalytischen Ansätzen distanzierte und eigene Techniken entwickelte. Ferenczi vertrat die Idee, dass es während eines traumatischen Ereignisses zur Abspaltung eines Teils der Persönlichkeit kommt und dieser sich nur durch neurotische Symptome bemerkbar machen kann. Hierbei stand für ihn die Heilung des inneren Kindes im Fokus und damit verbunden eine Reparenting-Rolle des Therapeuten. Im Dialog zwischen dem Therapeuten und dem inneren Kind des Patienten wurde eine Umstrukturierung angestrebt (Edwards, 2007).

Otto Rank, ebenfalls Schüler von Freud, betonte in seinen Arbeiten die Bedeutung des Hier und Jetzt in der Untersuchung der emotionalen Verwundbarkeit des Patienten. Hierbei vertrat er die Idee sich auf die emotionale Erfahrung des Patienten zu fokussieren und nicht auf intellektuelle Erleuchtung (Edwards, 2007).

Imaginationstechniken waren seit jeher ein wesentlicher Bestandteil der Gestalttherapie. Fritz Perls postulierte schon früh die Idee, sich auf die Erfahrungen eines Patienten im Hier und Jetzt zu fokussieren. Es wurde mit mentalen Bildern gearbeitet, die spontan durch die Fokussierung auf eine Emotion aufkamen. Patienten wurden angeleitet sich auf ihr aktuelles Erleben zu konzentrieren und dies zu visualisieren, unbefriedigte Bedürfnisse zu artikulieren und verschiedene Perspektiven einzunehmen. Die Umstrukturierung erfolgte indirekt oder durch Frage und Dialogtechniken (Edwards, 2007). Diese und ähnliche Techniken der Gestalttherapie ähneln dem Imagery Rescripting, wie wir es heute kennen, und trugen maßgeblich zur Popularisierung von Imaginationstechniken in der Humanistischen Bewegung bei.

Richard Erskine, der Gestalttechniken mit der kognitiv ausgerichteten Transaktionsanalyse kombinierte, beschrieb eine Technik, bei der der Patient in der Imagination in eine Situation zurückgehen soll, in der unausgedrückte Gefühle und unerfüllte Bedürfnisse vorherrschen, und seine Ressourcen als heutiger Erwachsener heranziehen soll, um dem früheren verletzlichen Kind zu helfen, eine kognitive und emotionale Veränderung zu bewirken (Erskine & Moursund, 1988). Dies entspricht dem, was wir heutzutage als Imagery Rescripting kennen (Edwards, 2007).

1.3 Verhaltenstherapie

In den 1970er und 1980er Jahren fand die Schule der Verhaltenstherapie zunehmend Gefallen an Imaginationstechniken (z. B. Systematische Desensibilisierung) (Singer, 1974). Das Potenzial von Imagery Rescripting wurde jedoch erst relativ spät entdeckt und im Laufe der 1990er Jahre in die Verhaltenstherapie integriert (Edwards, 2011). Im Zuge der Integration unterschiedlicher Methoden in die Verhaltenstherapie im

Laufe der 1990er Jahre (Beck, 1991) stellte dies die optimale Ausgangsbasis zur Entwicklung weiterer integrativer Therapieansätze bzw. Dritte-Welle-Verfahren dar.

Imagery Rescripting and Reprocessing Therapy

Dieser Therapieansatz wurde ursprünglich für die Arbeit mit Personen entwickelt, die traumatische Erfahrungen (z. B. sexueller Missbrauch in der Kindheit) gemacht haben (z. B., Smucker et al., 1995). Zunächst wird die belastende Erfahrung mit lebhaften sensorischen, emotionalen und kognitiven Inhalten aktiviert und die Situation in sensu wiedererlebt. Die reaktivierte Erfahrung wird dann »umgeschrieben« (d. h. in der Vorstellung in eine positive, gewünschte Richtung verändert), sodass die Gefahr abgewendet und dem Opfer Fürsorge entgegengebracht wird.

Aufbauend auf diesem Ansatz haben Arntz und Weertman eine weitere Phase hinzugefügt. Nach der erfolgten Fürsorge soll der Patient erneut die Szene aus der Perspektive seines verletzlichen Selbstanteils vorstellen, in sich hineinfühlen und Rückmeldung darüber geben, ob alle unerfüllten Bedürfnisse befriedigt sind oder noch weitere Handlungen erforderlich sind (Arntz & Weertman, 1999).

Schematherapie

Imagery Rescripting ist eine der bekanntesten Techniken innerhalb der Schematherapie und dient der Aktivierung und Veränderung bestimmter dysfunktionaler Schemata. Schemata werden als dauerhafte, grundlegende mentale Strukturen betrachtet, die Emotionen, körperliche Empfindungen, Bilder und Erinnerungen umfassen. In der Schematherapie wird davon ausgegangen, dass es eine Taxonomie maladaptiver Schemata gibt, welche meist in der frühen Kindheit durch Nicht- oder inadäquate Erfüllung emotionaler Grundbedürfnisse (z. B. sichere Bindung zu anderen Menschen, Autonomie, Kompetenz und Identitätsgefühl) entstehen. Diese frühen maladaptiven Schemata können im Hier und Jetzt aktiviert werden, was zu einer direkten Belastung des Patienten führen kann. Durch Veränderung bedeutender emotionaler Erfahrungen aus der Vergangenheit sollen Änderungen im Hier und Jetzt erzielt werden. Dabei liegt ein zentraler Fokus auf dem Erleben und weniger auf dem reinen Erinnern. Der Therapeut ist, gemeinsam mit dem gesunden Erwachsenen-Selbst des Patienten, angehalten gegenüber dem Vulnerablen-Selbst des Patienten die Rolle eines fürsorglichen Elternteils einzunehmen (Reparenting) und die unbefriedigten emotionalen Bedürfnisse durch gezieltes Eingreifen zu adressieren (Flanagan et al., 2020; Rafaeli et al., 2015).

Insbesondere im Zusammenhang mit Persönlichkeitsstörungen kann es manchmal zu schnellen Wechseln der Stimmung oder Selbstzuständen kommen, zudem können sich die Probleme häufig als komplexe Gebilde darstellen. Hierzu wurde das Modusmodell entwickelt. Dabei wird davon ausgegangen, dass situative Aspekte beeinflussen, wie Personen fühlen, erleben und sich verhalten, mit anderen Worten, Personen sind vorübergehend in einem bestimmten Modus. Flexibilität und Anpassungsfähigkeit in den Modi sind essenziell. Es kann aber auch vorkommen, dass sich neben adaptiven auch dysfunktionale Modi finden. Diese kennzeichnen sich durch emotionale Reaktionen, die unverhältnismäßig für die Situation sind, und/oder Verhaltensweisen, die zu Problemen führen (Flanagan et al., 2020). Zur Bearbeitung dysfunktionaler Modi eignet sich das oben beschriebene, klassische Imagery Rescripting weniger gut. Die Schematherapie beinhaltet jedoch weitere Methoden imaginativen Überschreibens (welche in diesem Buch als Imagery Rescripting mit Selbstanteilen beschrieben werden), um diese dysfunktionalen Modi zu bearbeiten. Die Idee hinter Imagery Rescripting mit Selbstanteilen ist, dass Personen unterschiedliche Selbstanteile (Modi) in sich vereinen und zu jeder Zeit einer dieser Selbstanteile dominant ist und das Verhalten einer Person bestimmt. Bei dieser Methode wird der Patient gebeten sich in seiner Vorstellung in eine Situation zu begeben, in der er ein gewünschtes, aber schwer auszuführendes Verhalten umsetzen möchte. Angeleitet durch den Therapeuten wird, sobald das gewünschte Verhalten in der Vorstellung blockiert wird, ein Dialog zwischen dem blockierenden Selbstanteil oder Modi und dem gesunden Erwachsenen-Selbst initiiert, um den Patienten zu ermutigen das gewünschte Verhalten auszuführen. Ziel ist es dem Patienten zu helfen, die Fähigkeit zu entwickeln dysfunktionale Modi zu erkennen und zu überwinden (Rafaeli et al., 2015). Nachfolgend findet sich zu dieser Thematik eine Zusammenfassung eines Fallbeispiels von Jeffrey Young (Young et al., 2005):

Fallbeispiel 4: Spencer – konfligierende Modi

> In diesem Fallbeispiel geht es um Spencer, einen 31-jährigen Patienten, der mit seiner Arbeitssituation unzufrieden ist. Dennoch ändert er nichts an der Situation. Entweder findet er seine Qualifikation als nicht ausreichend oder die Stelle ist ihm nicht gut genug. Trotz unerwarteter Kündigung verbleibt Spencer in einem Lähmungszustand. Zunächst werden beide konfligierenden Modi identifiziert: das unzulängliche Kind, welches sich hilflos und hoffnungslos fühlt, und der gesunde Erwachsene, der eine erfüllende Arbeitsstelle suchen möchte. Es wird ein Dialog zwischen beiden Modi initiiert. Es gelingt dem gesunden Erwachsenen, das unzulängliche Kind zu beruhigen, und er verspricht ihm sich um alle potenziellen Probleme zu kümmern.

2 Aktuelle Forschungsbefunde zur Wirksamkeit

Wie bereits durch die geschichtliche Entwicklung von Imagery Rescripting beschrieben, ist die Technik als therapieschulenübergreifend einzuordnen. Zudem ist Imagery Rescripting als eine transdiagnostische Technik zu betrachten, d. h. ihre Wirksamkeit konnte in der Behandlung unterschiedlicher Störungsbilder nachgewiesen werden: Bulimia Nervosa (Cooper et al., 2007), Depression (Brewin et al., 2009), Körperdysmorphe Störung (Ritter et al.,2016; Willson et al., 2016), Persönlichkeitsstörungen (Weertman & Arntz, 2007), Posttraumatische Belastungsstörung (z. B., Arntz et al., 2007; Smucker & Niederee, 1995), Prüfungsangst (Prinz et al., 2019; Reiss et al., 2019), Soziale Angststörung (Nilsson et al., 2012; Reimer & Moscovitch, 2015; Wild et al., 2008) und Zwangsstörungen (Fink et al., 2018; Veale et al., 2015).

Zudem eignet sich Imagery Rescripting für kleine Sitzungskontingente und zeigt eine Reduktion der Symptomatik bereits nach wenigen Sitzungen. In einer Metaanalyse von Morina und Kollegen (Morina et al., 2017) wurden 19 Studien (darunter sieben kontrollierte Studien) mit 363 erwachsenen Patienten mit unterschiedlichen Störungsbildern eingeschlossen. Imagery Rescripting wurde in durchschnittlich 4,5 Sitzungen durchgeführt (Spanne: 1–16). Die Befunde aus der Gesamtstichprobe deuten auf eine hohe Wirksamkeit von Imagery Rescripting von Pre zu Post hin (Hedges' g = 1.22 bzw. 1.79).

Imagery Rescripting zeigte sich sowohl als alleinige Intervention als auch in Kombinationsbehandlungen mit Techniken der kognitiven Verhaltenstherapie sowie in Einzel- und Gruppensettings als wirksam. Imagery Rescripting kann zu jedem Zeitpunkt im Therapieverlauf angewandt werden (Rafaeli et al., 2015). Nachfolgend findet sich beispielhaft die Darstellung eines Behandlungsmanuals im Umfang von sechs Sitzungen zur Behandlung von Prüfungsangst, welches sowohl kognitiv-verhaltenstherapeutische als auch imaginationsbasierte Komponenten umfasst.

2.1 Beispiel eines imaginationsbasierten Behandlungsmanuals

Seit 2015 besteht ein Kooperationsprojekt zwischen der Universität Trier und der Bar-Ilan Universität in Israel, in dem ein imaginationsbasiertes Behandlungsmanual zur Behandlung von Prüfungsangst entwickelt und an einer studentischen Stichprobe getestet wird. Das Behandlungsmanual besteht aus sechs Einzelsitzungen à 50 Minuten. In der Pilotstudie erstreckte sich die Behandlung über einen Zeitraum von drei Wochen und die Sitzungen fanden zweimal wöchentlich mit einem Abstand von zwei Werktagen statt. Erste Ergebnisse und Erfahrungsberichte führten dazu, die Sitzungen einmal pro Woche über einen Zeitraum von sechs Wochen stattfinden zu lassen. Die Sitzungen wurden per Video aufgezeichnet, zudem wurde die elektrodermale Aktivität (EDA) sowie im späteren Verlauf auch ein Elektrokardiogramm für Klient und Therapeut erhoben. Hauptziel des Forschungsprojektes ist ein besseres Verständnis dafür, wie Imagery Rescripting die emotionalen Überzeugungen und dysfunktionalen Grundüberzeugungen , die emotionalen Störungen zugrunde liegen, adressiert. Zu diesem Zweck wurden subklinische Stichproben herangezogen, mit autobiografischen Erinnerungen gearbeitet, ein ökologisch validiertes Behandlungssetting geschaffen und mehrsitzige Interventionen untersucht.

Die Datenerhebung umfasst pro Klient einen Zeitraum von 14 Wochen und orientiert sich am Semesterverlauf. In den vergangenen acht Jahren wurde die Studie hinsichtlich des Studiendesigns dreimal verändert. Der Pilotierungsstudie lag ein Multi-Baseline-Design zugrunde. Dies bedeutet, dass die Klienten in drei Gruppen eingeteilt wurden und sich ausschließlich in der Länge der Baseline-Messungen bzw. dem Behandlungsbeginn unterschieden. Gruppe 1 begann mit der Behandlung nach zwei Wochen Baseline-Messung, Gruppe 2 nach vier Wochen und Gruppe 3 nach sechs Wochen. Während des Baseline-Zeitraums wurde vom Klienten einmal pro Woche ein Fragebogen ausgefüllt. Weitere Fragebögen wurden vor Beginn der Behandlung, unmittelbar nach der Behandlung und zwei Wochen nach Abschluss der Behandlung ausgefüllt. Zudem wurde vom Klienten vor und nach jeder Sitzung ein Fragebogen sowie vom Therapeuten nach jeder Sitzung ein Fragebogen ausgefüllt. In den Daten zeigte sich kein Unterschied in der Variation der Baseline-Dauer hinsichtlich der Behandlungsergebnisse. Aus diesem Grund wurde für die nachfolgenden Erhebungen auf das Multi-Baseline-Design verzichtet und alle Klienten starteten in derselben Woche mit den Behandlungssitzungen. Im Erhebungszeitraum von 2017 bis 2020 wurden Ecological-Momentary-Assessment(EMA)-Erhebungen eingeführt. Unter EMA versteht man die Erhebung von Selbstberichtsdaten (z. B. dem aktuellen emotionalen Erleben) in der natürlichen Umgebung und in Echtzeit. Alle Klienten füllten für einen Zeitraum von zwei Wochen vor Beginn der Behandlung und nach Abschluss der Behandlung viermal täglich einen kurzen Fragebogen aus, in dem sie die Items hinsichtlich des aktuellen Befindens beantworten sollten. Die hohe Frequenz der EMA-Erhebungen bietet zahlreiche Möglichkeiten für die Untersuchung unterschiedlichster Forschungsfragen, stellt aber gleichzeitig eine stärkere Belastung für den Klienten dar. Aus diesem Grund wurde seit 2020, als ein ausreichend großer Datensatz erhoben worden war, auf die zusätzliche EMA-Erhebung verzichtet. Aufgrund der COVID-19-Pandemie wurden von 2020 bis 2021 (drei Erhebungswellen) die Sitzungen online durchgeführt. Seit 2021 finden die Sitzungen wieder in Präsenz statt.

Jede Sitzung beinhaltet eine Imaginationstechnik und eine kognitiv-verhaltenstherapeutische Intervention. Die Sitzungen bauen aufeinander auf und werden mit fortlaufender Behandlungsdauer zunehmend komplexer. Während in Sitzung 1 eine »Sicherer Ort«-Imagination durchgeführt wird, wird in Sitzung 2 eine aversive Erfahrung in Zusammenhang mit Prüfungsangst in der Vorstellung exploriert. Sitzung 3 und 4 beinhalten Imagery Rescripting einer vergangenen Situation in Zusammenhang mit Prüfungsangst. In diesen Situationen wurde ein Dialog zwischen dem Vulnerablen-Selbst aus der vergangenen Erfahrung und dem heutigen Erwachsenen-Selbst angeleitet. Sitzung 5 und 6 beinhalten Imagery Rescripting zukünftiger Situationen in der Lernphase (Sitzung 5) und in der Prüfung (Sitzung 6). In diesen beiden Sitzungen wird ein Dialog zwischen dem für das dysfunktionale Verhalten dominanten Selbstanteil und dem entgegenstehenden Selbstanteil durchgeführt.

Bereits in der Pilotstudie zeigte sich die Behandlung als wirksam und wurde von den Klienten gut aufgenommen. Die Prüfungsangst verringerte sich signifikant von der Baseline- zur Post-Messung (Cohen's $d = 0.84$).

2.2 Telepsychotherapie

Die COVID-19-Pandemie führte weltweit zu zahlreichen Einschränkungen, die auch den Bereich der Psychotherapie betrafen. Die Therapie von Angesicht zu Angesicht war teilweise nicht mehr in der üblichen Form möglich, und es war eine Umstellung auf andere Behandlungsmodalitäten erforderlich. Für Patienten mit entsprechender klinischer Indikation, die auch über die technischen Voraussetzungen und Fähigkeiten verfügen und einen geeigneten privaten Raum in ihrer Wohnung haben, kann Telepsychotherapie (als Online-Videokonferenz) eine Möglichkeit darstellen.

Jedoch könnten gerade bei einer so emotionsfokussierten Technik wie Imagery Rescripting einige Therapeuten vor einer Online-Durchführung zurückschrecken. Durch den kleinen Bildausschnitt gehen möglicherweise Informationen verloren. Beispielsweise kann es sein, dass sich ein Patient während der Technik in irgendeiner Weise reguliert (z. B. mit einem Igelball). Solch ein Verhalten kann unter Umständen nur vom Therapeuten erahnt werden. Es bietet sich an, dies vorab zu thematisieren und um Rückmeldungen zur Belastung während der Technik durch den Patienten zu bitten.

In der klinischen Praxis hat sich gezeigt, dass Imagery Rescripting als Tele-Technik gleich gut funktionieren kann wie bei Behandlungen vor Ort. Insbesondere die

Affektbrücke scheint online besonders häufig zu gelingen. Dies kann daran liegen, dass Patienten sich in ihrer heimeigenen Umgebung besonders sicher und geborgen fühlen, was sie dazu verlasst noch tiefer in die Imagination einzutauchen. Dieser klinische Eindruck stützt sich ebenfalls auf eine aktuelle Fallstudie (Pailik et al., 2021), die unter anderem gezeigt hat, dass Patienten bei Imagery Rescripting durch Telepsychotherapie weniger häufig dissoziieren.

3 Aktuelle Forschungsbefunde zu potenziellen, zugrunde liegenden Wirkmechanismen

Während die Wirksamkeit von Imagery Rescripting hinreichend untersucht ist, blieben die zugrunde liegenden Wirkmechanismen bisher weitestgehend ungeklärt. Im Folgenden werden mögliche Modelle vorgestellt, die in den letzten Jahren diskutiert wurden. Die unterschiedlichen Modelle und postulierten zugrunde liegenden Prozesse sind eher als ergänzende statt als konkurrierende Erklärungen anzusehen. Diese Erklärungsansätze sollten als Hypothesen betrachtet werden, die weiterer Untersuchung bedürfen.

3.1 Intrapersonelle Prozesse – innerhalb des Patienten

Gedächtnisprozesse

Gedächtnis-Rekonsolidierung

Es hat sich gezeigt, dass im Gedächtnis abgespeicherte (konsolidierte) Erinnerungen nicht über die Zeit hinweg stabil, sondern dynamisch sind und sich fortwährend verändern. Rekonsolidierung beschreibt hierbei einen Prozess, bei dem die Erinnerung durch ihren Abruf in einen labilen Zustand versetzt und durch neue Informationen verändert werden kann (Lane et al., 2015). Arnoud Arntz und Kollegen (Arntz, 2011; Arntz & Weertman, 1999) gehen davon aus, dass Imagery Rescripting seine Wirksamkeit über diese Veränderbarkeit von Erinnerungen erzielt. Durch Imagery Rescripting werden alte Erinnerungen und damit verbundene Emotionen aktiviert und neue emotionale Erfahrungen geschaffen. Durch den Prozess der Rekonsolidierung werden die neuen emotionalen Erfahrungen in die Gedächtnisspur aufgenommen.

Mehrere Studien unterstützen dieses Modell (z. B., Çili et al., 2017; Dibbets et al., 2012). In der Studie von Çili und Kollegen wurden Probanden zunächst angeleitet eine aversive Erinnerung zu berichten, welche mit starken Emotionen in Verbindung stand, sie noch heute belastet und einen Einfluss auf ihre Selbstwahrnehmung hatte. Im Anschluss sollten sie bewerten, wie unangenehm die Erfahrung war, und die Stärke von deren Einfluss auf ihre Selbstwahrnehmung einordnen. Zum nachfolgenden Imagery Rescripting wurden nur Erinnerungen ausgewählt, die einen starken Einfluss auf die Selbstwahrnehmung hatten. Nach dem Imagery Rescripting bewerteten die Probanden das Ereignis als weniger negativ, belastend oder relevant und berichteten über einen stärkeren positiven Affekt und ein höheres Selbstwertgefühl.

Gedächtnis-Abruf

Ein anderer – wenn auch nicht unbedingt widersprüchlicher – Prozess der Gedächtnisveränderung wurde von Brewin und Kollegen (Brewin et al., 2010) postuliert. Hierbei wird davon ausgegangen, dass Imagery Rescripting seine Wirksamkeit durch die Schaffung neuer positiver Gedächtnisrepräsentationen entfaltet, die mit der ursprünglichen negativen Repräsentation um den Abruf konkurrieren. Diesem Ansatz zufolge beruht die Wirksamkeit von Imagery Rescripting auf der Schaffung besser ausgearbeiteter und zugänglicherer Gedächtnisrepräsentationen in Form einer weniger negativen Alternative zur ursprünglichen Erinnerung. In einer kürzlich durchgeführten Studie mit sozial ängstlichen Probanden verglichen Romano und Kollegen (Romano et al., 2020) die Auswirkungen einer Imagery-Rescripting-Sitzung mit einer Sitzung imaginärer Exposition und einer unterstützenden Beratung. Nach dem Imagery Rescripting berichteten die Probanden mehr positive/neutrale Details über ihr aversives autobiografisches Gedächtnis. Im Gegensatz dazu berichteten die Probanden nach der imaginären Exposition sowohl mehr positive/neutrale als auch mehr negative Details, während nach der unterstützenden Beratung keine Veränderung in den Gedächtnisrepräsentationen festgestellt wurde.

Selbstbewertung

Veränderungen im Gedächtnis oder in den Bewertungsprozessen können über die Repräsentation (oder Bewertung) des Ereignisses hinausgehen und Veränderungen in der Selbstbewertung beinhalten (Çili et al., 2017). Wird davon ausgegangen, dass das Gedächtnis und das Selbst (definiert als Ziele und Selbstbild) miteinander vernetzt sind, wie es in den theoretischen Annahmen zum Selbstgedächtnissystem (Conway, 2005) der Fall ist, kann es durch die Aktivierung verschiedener Selbstanteile während des Imagery Rescripting zu Veränderungen in diesen kommen. Imagery Rescripting basiert auf der Aktivierung einer Erinnerung und lädt den Patienten dazu ein, sich in die imaginierte Situation als heutiges Erwachsenes-Selbst zu begeben und die Bedürfnisse seines jüngeren oder Vulnerablen-Selbst zu erfüllen. Diese Erfahrung – die Erfüllung oder zumindest die Validierung der primären emotionalen Reaktionen und Bedürfnisse des Vulnerablen-Selbst – ist im Wesentlichen die Praxis des Selbstmitgefühls und kann zu einer Stärkung des selbstmitfühlenden Selbstanteils führen (Young et al., 2003).

Meta-emotionale Prozesse

Ein weiterer Ansatz zur Erklärung der Wirksamkeit von Imagery Rescripting basiert auf der Annahme, dass im Rahmen der Überschreibung die Möglichkeit für korrigierende meta-emotionale Prozesse geschaffen wird (Mancini & Mancini, 2018). Während des Imagery Rescripting werden aversive Erinnerungen beziehungsweise frühe Lernerfahrungen abgerufen, bei denen die Subjektivität eines Kindes (einschließlich Emotionen, Gedanken und Bedürfnisse) von Bezugspersonen entwertet, trivialisiert oder abgetan wurde. Solche Erfahrungen hinterlassen Gedächtnisspuren der Ereignisse selbst, wirken sich aber auch auf die Selbstdarstellung einer Person aus und führen so zu Schwierigkeiten mit dem Selbstkonzept und der Emotionsregulation. Es ist anzunehmen, dass durch die Abwertung eine selbstkritische Stimme gestärkt wird. Diese selbstkritische Stimme bewertet bestimmte Emotionen oder Bedürfnisse als inakzeptabel. Diese Bewertung führt dazu, dass nachfolgende (sekundäre) negative Emotionen hervorgerufen werden, deren Gegenstand die primären Emotionen oder Bedürfnisse sind. Beispielsweise kann eine Situation, in der man durch jemanden bedroht wird, Angst in der betroffenen Person auslösen (primäre Emotion). Wenn diese Person nun später diese Angst bewertet, kann es sein, dass sie sich dafür schämt; somit wäre Scham die sekundäre Emotion. Im Rahmen der Überschreibung des Imagery Rescripting kann beispielsweise die primäre Emotion (Angst) validiert werden, z. B. »Es ist vollkommen normal, dass du Angst hast.«. Dies bietet die Möglichkeit zur korrigierenden meta-emotionalen Verarbeitung, was zu einer Stärkung der emotionalen Selbstakzeptanz beitragen kann.

Belege für diese theoretische Annahme finden sich in einer experimentellen Studie mit 33 phobischen Probanden (Couyoumdjian et al., 2016). In dieser Studie wurden die Probanden gebeten, ihre eigenen phobischen Reaktionen zu bewerten, zum Beispiel, wie kindisch sie sich selbst einschätzen würden. Anschließend wurden sie gebeten, ihre Überzeugung von dieser Einschätzung zu bewerten. Die Probanden wurden randomisiert einer Experimental- oder Kontrollgruppe zugewiesen. Vor und nach der Konfrontation mit dem phobischen Reiz wurde entweder eine Technik zur Modifikation des meta-emotionalen Problems (Experimentalgruppe) oder eine kurze Pause (Kontrollgruppe) durchgeführt. Probanden, deren negative meta-emotionale Selbstbewertung adressiert wurde (Experimentalgruppe), zeigten in einer Folgesitzung eine geringere phobische Angstreaktion auf den gefürchteten Stimuli, während die Kontrollteilnehmenden keine solche Verringerung zeigten. Mit anderen Worten: Veränderungen in den meta-emotionalen Überzeugungen scheinen zu Veränderungen in den Emotionen selbst zu führen.

Physiologische Prozesse

Über die oben genannten kognitiven Prozesse hinaus können imaginierte Szenen starke physiologische Reaktionen auslösen, die ähnlich zu denen realer Erfahrungen sind (Cuthbert et al., 2003; Holmes & Mathews, 2010; Ji et al., 2016; Lang et al., 1983; Miller et al., 1987). Die Untersuchung der physiologischen Erregung des

Patienten ist ein relativ neues Feld in der Psychotherapieprozessforschung (siehe Deits-Lebehn et al., 2020). Eine kürzlich durchgeführte Übersichtsarbeit zu diesem Thema ergab, dass die autonome Erregung des Patienten mit seinem emotionalen Ausdruck verbunden zu sein scheint (Del Piccolo & Finset, 2018).

Als Ausgangspunkt für Überlegungen zur Rolle der Physiologie bei Imagery Rescripting können in Teilen Befunde verwandter Imaginationstechniken wie der Exposition in sensu herangezogen werden. Bei der Exposition in sensu berichten Patienten so lange ein traumatisches Ereignis oder die Vorstellung eines gefürchteten Reizes, bis ihr Leidensdruck nachlässt. Dieser Vorgang wird mehrfach wiederholt, bis keine Anspannung bzw. kein Leidensdruck mehr vorhanden ist. Studien zur In-sensu-Exposition haben einen positiven Zusammenhang zwischen dem Behandlungsergebnis und der anfänglichen physiologischen Erregung während der Übung gezeigt (z. B., Halligan et al., 2006) unter Verwendung der Herzfrequenz (Kozak et al., 1988) und der EDA. Imagery Rescripting beinhaltet zu Beginn eine Evokationsphase, in der es um das Wiedererleben im Hier und Jetzt geht, ähnlich der Konfrontation bei der Exposition in sensu. Daher könnte angenommen werden, dass ähnliche Prozesse bei beiden Techniken vorliegen. Entgegen der Erwartung fand sich für Imagery Rescripting kein Zusammenhang zwischen der physiologischen Aktivierung des Patienten und seinem Behandlungsergebnis (Prinz et al., 2022). Dies kann neben methodischen Ursachen auch in Unterschieden zwischen den beiden Techniken begründet sein. Obwohl sowohl das Imagery Rescripting als auch die Exposition in sensu die Patienten über Imagination mit belastenden Erfahrungen konfrontieren (Smucker & Niederee, 1995), unterscheiden sich die Techniken in verschiedener Hinsicht, einschließlich ihrer Durchführungsanweisungen und der angenommenen Veränderungsmechanismen (für eine Übersicht siehe (Arntz, 2012; Cooper et al., 2017). Insbesondere ist Imagery Rescripting tendenziell kürzer und erfordert nicht mehrere Wiederholungen desselben Verfahrens (Hagenaars & Arntz, 2012). Imagery Rescripting liegt nicht der Prozess der Habituation zugrunde. Darüber hinaus ist es nicht erforderlich, die gesamte aversive Szene oder sogar ihre aversivsten Teile erneut zu erleben; stattdessen werden Patienten oft dazu angeleitet, sich die Vorgeschichte der Szene oder einige kontextuelle Merkmale vorzustellen, die ausreichen, um die emotionale Erwartung zu aktivieren (z. B., Arntz & Weertman, 1999). Im Gegensatz zur Exposition in sensu beinhaltet Imagery Rescripting auch explizit eine Überschreibung, indem der Patient ermutigt wird, seine Bedürfnisse und Emotionen zu verarbeiten und zu regulieren, um eine Veränderung in der imaginierten Szene zu bewirken.

3.2 Interpersonelle Prozesse – innerhalb der Patient-Therapeut-Dyade

Therapie ist ein Prozess, der durch die dynamische Interaktion zwischen Patient und Therapeut gekennzeichnet ist. Daher darf bei der Untersuchung zugrunde liegender Wirkmechanismen der Fokus nicht nur auf den Patienten gelegt werden. Ein tieferes Verständnis von Imagery Rescripting kann nur durch die Betrachtung interpersoneller Prozesse zwischen Patient und Therapeut erreicht werden. Auch hier gilt, dass die unterschiedlichen Prozesse nicht getrennt voneinander zu betrachten sind, sondern wahrscheinlich miteinander verknüpft sind und sich gegenseitig beeinflussen.

Therapeutische Beziehung, therapeutische Präsenz und geteilte Erfahrung

Bislang haben interpersonelle Prozesse im Imagery Rescripting vor allem theoretische Aufmerksamkeit erhalten. Schmucker und Kollegen (Schmucker & Köster, 2014) betonen die Rolle der therapeutischen Beziehung als Grundlage, auf der Imagery Rescripting möglich wird. Patienten müssen sich im therapeutischen Prozess sicher fühlen und den Therapeuten als wertschätzend erleben, selbst wenn sie Dinge tun oder äußern, die er nicht gutheißen könnte. Gerade bei Imagery Rescripting, wenn der Patient einerseits sein Vulnerables-Selbst hervorbringt oder andererseits Gewaltfantasien gegenüber dem Täter äußert, ist dies nur auf Basis einer sicheren therapeutischen Beziehung möglich. Diese kann dadurch gestärkt werden, dass der Patient den Therapeuten als empathisch erlebt. Die Präsenz des Therapeuten, die von Geller und Kollegen (Geller et al., 2010) als das Einbringen des gesamten Selbst in die Begegnung mit dem Patienten definiert wird, kann auf mehreren Ebenen erfolgen, einschließlich der körperlichen und der emotionalen. Diese therapeutische Präsenz sowie die damit eng damit verbundene Empathie des Therapeuten könnten die emotionale Aktivierung des Patienten steigern und/oder abmildern. In diesem Zusammenhang darf das Konzept der geteilten Erfahrung nicht außer Acht gelassen werden. Im Moment der geteilten Erfahrung (z. B. geteilte Gefühle, Überzeugungen oder Sorgen) wird die andere Person Teil der eigenen Erfahrung. Verschiedene Untersuchungen haben gezeigt, dass geteilte Erfahrungen die Intensität dieser Erlebnisse in zwischenmenschlichen Beziehungen steigern. Zum Beispiel haben Boothby et al. (2014) sensorische Erfahrungen untersucht, insbesondere das Geschmackserlebnis von süßer oder bitterer Schokolade. Sie stellten fest, dass diese Erfahrung, positiv oder negativ, verstärkt wurde, wenn sie mit einer anderen Person geteilt wurde. Darüber hinaus konnten Boothby et al. (2016) nachweisen, dass das Teilen von Erfahrungen nur dann eine Wirkung entfaltet, wenn der Miterlebende als vertraut angesehen wird. Dieses Vertrauensverhältnis kann auch zwischen Patient und Therapeut angenommen werden.

Physiologische Synchronie

Rafaeli et al. (2015), wie auch andere Forscher, vertreten die Annahme, dass es während des Imagery Rescripting zur emotionalen Aktivierung von Patient und Therapeut kommt und diese dyadische Aktivierung als potenzieller Wirkmechanismus dienen kann. In Zusammenhang mit geteilten Emotionen, geteiltem Fokus und größerer Empathie führt die emotionale Aktivierung sowohl beim Patienten als auch beim Therapeuten zu den damit verbundenen physiologischen Reaktionen. Setzt man diesen Gedanken fort, ist es durchaus möglich, dass diese physiologische Aktivierung – in Verbindung mit einer positiven therapeutischen Beziehung (Atzil-Slonim et al., 2015) – einen weiteren zugrunde liegenden Wirkmechanismus darstellt. Diese Aktivierung muss nicht synchron sein, kann aber das Gefühl der gemeinsamen Erfahrung innerhalb der Dyade verstärken und die intrapersonellen emotionalen, meta-emotionalen und kognitiven Prozesse des Patienten katalysieren. Diese Ideen sind von zentraler Bedeutung für das von Koole und Tschacher (Koole & Tschacher, 2016) vorgeschlagene Modell der interpersonellen Synchronie (In-Sync) in der Psychotherapie (siehe auch Koole et al., 2020). In dem Modell wird der Zusammenhang von Bewegungssynchronie und therapeutischer Beziehung postuliert, welcher durch neuronale Synchronie vermittelt werden soll. Die therapeutische Beziehung soll dabei aus drei Komponenten bestehen: (1) gemeinsamer Sprache, (2) geteilten Erfahrungen sowie (3) der affektiven Co-Regulation.

Physiologische Synchronie kann einen Teil von geteilter Erfahrung ausmachen. Insbesondere spiegelt solch eine Synchronie die empathische Einstimmung der Therapeuten auf die emotionalen Erfahrungen ihrer Patienten wider. Therapeuten, die sich in das von ihren Patienten beschriebene Erlebnis einfühlen können, sind wahrscheinlich besser in der Lage, dessen subjektive Bedeutung zu verstehen. Dieses Einfühlen sollte folglich zu einer ähnlichen bzw. synchronen physiologischen Reaktion zwischen Patient und Therapeut führen. Des Weiteren kann die erhöhte physiologische Synchronie zu einer erleichterten bewussten Verarbeitung der emotionalen Erfahrung des Patienten beitragen, da der Therapeut besser dazu in der Lage ist, den Patienten zu begleiten und ihm dabei zu helfen, den Kern oder die Bedeutung seiner Erfahrung zu erkunden.

Vorreiter in der Untersuchung physiologischer Synchronie (gemessen als EDA) während Imagery Rescripting stellt das bereits beschriebene Forschungsprojekt zu Prüfungsangst dar. Im Folgenden werden mehrere aus diesem Projekt entstandenen Befunde zur physiologischen Synchronie und zur Wirksamkeit der Behandlung sowie unterschiedlicher Prozessvariablen vorgestellt.

In einer dieser Studien wurde die physiologische Synchronie von 60 Patient-Therapeut-Dyaden in Zusammenhang mit dem Behandlungsergebnis (gemessen nach Abschluss der Behandlung) sowie dem Wohlbefinden des Patienten (gemessen zu Beginn der darauffolgenden Therapiesitzung) untersucht. Hierbei wurden Synchroniewerte aus Imagery Rescripting und kognitiv-verhaltenstherapeutischen Techniken verglichen. Es konnte gezeigt werden, dass die durchschnittliche physiologische Synchronie während Imagery Rescripting (aber nicht während der kognitiv-verhaltenstherapeutischen Techniken) signifikant mit höherem Wohlbefinden zur nächsten Sitzung sowie dem Behandlungsergebnis insgesamt assoziiert war

(Prinz et al., 2022). Diese Ergebnisse liefern einen ersten Hinweis darauf, dass physiologische Synchronie während Imagery Rescripting eine relevante Rolle zu spielen scheint. Es bedarf jedoch weiterer Forschung zu der Frage, welche zusätzlichen Faktoren diese Wirkung beeinflussen oder moderieren.

In einer weiteren Studie (Bar-Kalifa et al., 2019) wurde unter anderem der Zusammenhang zwischen physiologischer Synchronie und der therapeutischen Beziehung untersucht. Zunächst liefert die Studie erste Belege dafür, dass physiologische Synchronie kein zufälliges Konstrukt ist, sondern der beobachtbare Mittelwert signifikant über dem 95%-Konfidenzintervall von zufällig generierter Pseudosynchronie liegt. Des Weiteren zeigte sich, dass physiologische Synchronie während des Imagery Rescripting (und nicht während den kognitiv-verhaltenstherapeutischen Techniken) in Zusammenhang mit der therapeutischen Beziehung stand: Wenn die physiologische Synchronie während des Imagery Rescripting zwischen Patient und Therapeut hoch war, wurde nach der Sitzung die therapeutische Beziehung durch den Patienten höher eingeschätzt. Dies unterstützt die Idee, dass die emotionale Intensität von Imagery Rescripting – d.h. von bewusst emotional ausgerichteten Interventionen in der Therapie – ein tieferes Erleben von Emotionen sowohl beim Patienten als auch beim Therapeuten ermöglicht und die emotionale Bindung zwischen den beiden Parteien fördert.

Bei der Betrachtung einer weiteren Prozessvariablen, nämlich der emotionalen Verarbeitung des Patienten, konnte in einer kürzlich veröffentlichten Studie gezeigt werden, dass ein moderates Maß an physiologischer Synchronie eine tiefere emotionale Verarbeitung begünstigt (Uhl et al., 2023). Wenn Co-Regulation als aktive Regulierung des emotionalen Zustands des Patienten durch den Therapeuten verstanden wird, könnte eine zu hohe physiologische Synchronie zur Co-Dysregulation führen. Ein guter Therapeut ist in der Lage emotional stabil auf die Affekte und Bedürfnisse seines Patienten zu reagieren und diesen bei seiner emotionalen Verarbeitung zu unterstützen.

Während in den beschriebenen Studien die physiologische Synchronie als zeitgleiche Aktivierung (+-10 Sekunden) definiert wurde, widmete sich eine weitere Studie der Fragestellung, inwieweit es einen Unterschied für das emotionale Erleben macht, welche der beiden Parteien (Patient oder Therapeut) die physiologische Synchronisierung anführt. Das emotionale Erleben wurde nach jeder Sitzung sowohl vom Patienten als auch vom Therapeuten bewertet. Aktor-Partner-Interdependenz-Modelle zeigten, dass bestimmte Emotionen des Patienten (aber nicht des Therapeuten) während der Sitzung, nämlich höhere Zufriedenheit sowie geringere Ängste und Depression, mit der vom Therapeuten (nicht aber vom Patienten) angeführten physiologischen Synchronie zusammenhingen. Diese Ergebnisse stehen im Einklang mit der bisherigen Literatur, die dem Therapeuten eine Rolle in der Emotionsregulation des Patienten zuschreibt (z.B., Fosha, 2001). Insbesondere legen die Ergebnisse dieser Studie nahe, dass eine positive Emotionsregulation nicht nur durch das Teilen von Emotionen zwischen Patient und Therapeut entsteht, sondern auch, weil die Patienten ihre physiologische Aktivierung mit der ihrer Therapeuten synchronisieren, wobei im zeitlichen Ablauf der Therapeut die physiologische Reaktion anführt und der Patient folgt. Dies ist besonders interessant, weil diese Prozesse normalerweise außerhalb des Bewusstseins stattfinden. Therapeuten fühlen sich während des Imagery Rescripting in die Schilderungen ihrer Patienten hinein, lassen sich dabei aber nicht von ihren eigenen Emotionen übermannen, sondern können durch die Regulation ihrer eigenen emotionalen Erregung dem Patienten helfen, seine Emotionen zu verarbeiten und zu regulieren (Prinz et al., 2021).

Aus den Ergebnissen der vier Studien lässt sich ableiten, dass physiologische Synchronie (1) ein Phänomen ist, welches innerhalb der Patient-Therapeut-Dyade stattfindet, (2) mehr Synchronie mit einem besseren Behandlungsergebnis und (3) einer stärkeren therapeutischen Beziehung assoziiert ist, (4) zur emotionalen Verarbeitung des Patienten ein moderates Maß an Synchronie optimal ist und (5) der Therapeut durch seine physiologische Reaktion die emotionale Reaktion des Patienten reguliert.

II Praktische Durchführung

4 Vorbereitung und allgemeine Instruktionen zur Durchführung von Imagery Rescripting

4.1 Aufbau und Ablauf

Imagery Rescripting beginnt mit einer Evokationsphase, in der es darum geht mentale Bilder, dazugehörige Emotionen und den Affekt hervorzurufen. In dieser Phase wird der Patient aufgefordert wird, die imaginierte Situation (z. B. eine aversive Erinnerung aus der Vergangenheit oder eine gefürchtete Situation in der Zukunft) detailliert zu beschreiben. Hierbei können vom Therapeuten die fünf Sinneswahrnehmungen abgefragt werden: Sehen, Hören, Riechen, Schmecken und Fühlen. Dann wird der Patient aufgefordert, sich auf sich selbst zu konzentrieren und seine Emotionen, Körperempfindungen, Verhaltensweisen (oder Verhaltenstendenzen) und Kognitionen zu berichten. Sobald diese herausgearbeitet sind, wird der Patient gebeten, eine Beobachterperspektive einzunehmen, um herauszufinden, was er in dieser speziellen Situation gebraucht hätte (oder brauchen wird).

Wichtig: Im Zentrum steht hierbei die Identifikation des emotionalen Bedürfnisses des Patienten. Es geht nicht darum die ursprüngliche Situation ungeschehen zu machen

Im Anschluss an diese Evokationsphase beginnt das Rescripting (die Überschreibung). Im klassischen Imagery Rescripting wird der Patient gebeten, sich in die Situation als sein heutige Erwachsenes-Selbst hineinzuversetzen und alles zu tun, was notwendig ist, um die Bedürfnisse seines damaligen (Vulnerablen-)Selbst zu befriedigen. Wenn der Patient Schwierigkeiten hat, als Erwachsenes-Selbst die geforderte Handlung auszuführen, bittet der Therapeut den Patienten um Erlaubnis, Hilfe anzubieten. Er hilft (wenn der Patient zustimmt), indem er Handlungsmöglichkeiten vorschlägt oder die Szene betritt, um dem Vulnerablen-Selbst des Patienten direkt zu helfen. Es kann auch eine dritte Person (Helferfigur), real oder fiktiv, zur Hilfe herangezogen werden. Hier wird es dem Patienten überlassen, welche Person oder Personen (z. B. Polizisten) er als hilfreich empfindet. Die Überschreibung wird so lange fortgesetzt, bis die Bedürfnisse des Vulnerablen-Selbst vollständig oder zumindest in Teilen erfüllt sind.

Fallbeispiel 5: PTBS, Mutter bietet keinen Schutz vor dem Vater

Charlotte M. ist eine 45-jährige Patientin mit Posttraumatischer Belastungsstörung und multiplen Traumatisierungen aus der Kindheit und Jugend. Die Patientin berichtet eine innere Leere zu spüren, als sei sie nur eine Hülle; sie fühlt sich ungeliebt. Charlotte M. ließ eine Situation vor ihrem mentalen inneren Auge aufsteigen. In dieser Situation war sie neun Jahre alt und hat gesehen, wie ihr Vater sich sexuell an ihrer älteren Schwester vergangen hat. Dieser Vorfall ereignete sich, als ihre Mutter nachts bei der Arbeit war. Ein paar Tage später wollte die kleine Charlotte den Vorfall der Mutter melden. Sie hat Angst und muss sich einen Ruck geben: »Mutti, ich muss dir was erzählen, ich muss dir was sagen. Der Vati und die [Schwester] waren nackig auf dem Sofa.«. Die Mutter reagiert zunächst zögerlich und dann aggressiv: »Was erzählst du denn da für einen Blödsinn? Das hast du doch bloß geträumt, mach dass du hier wegkommst.« Die kleine Charlotte fühlt sich vollkommen überfordert und traurig. In der Imagination gelingt es der erwachsenen Frau M., eine Mitarbeiterin vom Jugendamt in die Situation und in einen Dialog mit der Mutter zu bringen: »Hör dir doch mal an, was die Charlotte zu sagen hat. Hör doch mal zu und begreif doch mal, was hier los ist in deiner Familie. Schau dir das doch mal genau an. Nicht nur, dass du der Charlotte unrecht tust, sondern auch der [Schwester] und ihr gegenüber noch viel schlimmer. Und du duldest, was dein Mann tut.«. Die Mutter schaut entsetzt und ungläubig. Die Mitarbeiterin vom Jugendamt nimmt die kleine Charlotte und die Schwester mit aus der Wohnung und bringt die beiden Mädchen zu einer netten Nachbarin. Die Nachbarin begrüßt die beiden: »Kommt ruhig hier rein, wir machen es uns gemütlich. Euch wird nichts mehr passieren.«.

Beim Imagery Rescripting mit Selbstanteilen wird in der Imagination eine Situation aufgesucht, in der die emotionale Reaktion des Patienten unverhältnismäßig ist und/oder sein Verhalten zu Problemen führt. Der Patient wird aufgefordert, zu versuchen, eine gewünschte Handlung auszuführen. Nahezu unausweichlich wird diese Handlung von einem Selbstanteil blockiert, der den Patienten daran hindert, das gewünschte Verhalten zu zeigen. Der Patient wird aufgefordert, diesen Selbstanteil zu identifizieren, und anschließend angeleitet, einen Dialog zwischen diesem Selbstanteil und einem gegenübergestellten Selbstanteil, welcher ein für die Situation funktionaleres Verhalten vorsieht, zu führen. Auch hier kann der Therapeut, wenn nötig, um Erlaubnis bitten und Unterstützung anbieten. Das Ziel des Dialoges ist es, einen Kompromiss auf Verhaltensbasis zu erarbeiten und ihn schließlich in der Vorstellung durchzuführen.

Fallbeispiel 6: Soziale Angst

Im Zentrum dieses Fallbeispiels steht eine 25-jährige Patientin, die unter sozialen Ängsten leidet. Sie berichtet von einer Situation aus ihrer Schulzeit. Sie ist 16 Jahre alt und möchte eine Hausparty besuchen. Als sie auf der Party ankam, ist diese bereits in vollem Gange. Sie weiß nicht, wo sie hingehen soll, fühlt sich nicht zugehörig und als Störfaktor für bereits entstandene Gruppen und Gespräche. Sie fühlt sich ängstlich, überfordert, verzweifelt und traurig und würde die Party am liebsten sofort verlassen. Als dominanten Selbstanteil, der die Flucht ergreifen möchte, visualisiert die Patientin einen Turnschuh. Mit dem Turnschuh verbindet sie schnelles Wegrennen. Auch wenn dieser Selbstanteil die Mehrheit von ihr ausmacht, findet sich dennoch ein kleiner, gegenüberstehender Selbstanteil, der offen ist für die neue Erfahrung und es auch als normal ansieht, dass man zunächst abseits ist, wenn man gerade erst gekommen ist, und dies nicht bedeutet, dass sie den ganzen Abend allein sein wird. Diesen Selbstanteil stellt sie sich als Trinkbecher vor, dem Wunsch nach Party und Geselligkeit entsprechend. Beide Selbstanteile treten in Dialog miteinander. Es werden die Beweggründe für das gewünschte Verhalten beider Selbstanteile erörtert. Beide Selbstanteile möchten nur das Beste für die Patientin. Der dominante Selbstanteil möchte eine Enttäuschung vermeiden, während der nichtdominante Selbstanteil ihr Wohlbefinden durch soziale Kontakte steigern möchte. Durch Würdigung der Absichten entsteht mehr Verhandlungsbereitschaft und es können alternative Strategien vorgeschlagen werden. Beide Selbstanteile treffen einen Kompromiss: Es wird eine zeitliche Begrenzung für den Aufenthalt auf der Party ausgehandelt und wenn eine soziale Integration ins Partygeschehen bis dahin nicht funktioniert, kann die Patientin die Party verlassen. Nachdem beide Selbstanteile wieder in die Patientin aufgenommen wurden, berichtet sie von einem Rückgang der Angst und des inneren Drucks. Sie ist nach wie vor nervös, aber auch entlastet. Statt über eine Flucht nachzudenken, überlegt sie, wen sie sieht und zu wem sie sich gesellen kann.

Es hat sich in der klinischen Praxis gezeigt, dass Imagery Rescripting mit Selbstanteilen vom Patienten als weniger belastend wahrgenommen wird als das klassische Imagery Rescripting. Aus diesem Grund ist es nicht verwunderlich, wenn die evozierte emotionale Reaktion während der Evokationsphase niedriger ausfällt als beim klassischen Imagery Rescripting. Dies kann unterschiedliche Gründe haben. Während beim klassischen Imagery Rescripting beispielsweise mittels Affektbrücke versucht wird an den Ursprung einer negativen emotionalen Grundüberzeugung zu gelangen, werden beim Imagery Rescripting mit Selbstanteilen eher Situationen überschrieben, in denen eine negative emotionale Grundüberzeugung aktiviert wurde. Dies kann mit einer geringen Anspannung einhergehen.

4.2 Indikation und Kontraindikation

Da es sich beim Imagery Rescripting um eine transdiagnostische Technik handelt, müssen auch die Indikation und Kontraindikation transdiagnostisch betrachtet werden. Grundsätzlich eignet sich Imagery Rescripting für die Behandlung emotionaler Probleme, welche in Zusammenhang zu biografischen Erfahrungen stehen bzw. situationsgebunden sind. Somit können vergangene, gegenwärtige und zukünftige Situationen herangezogen werden. Für das klassische Imagery Rescripting eignen sich insbesondere Situationen, in denen die emotionalen Bedürfnisse des Patienten in nicht ausreichendem Maße befriedigt wurden, bis hin zu einem Antagonisten, der eine psychische und körperliche Gefahr für den Patienten darstellt. Nachfolgend findet sich eine Auflistung möglicher Situationen.

- Missbrauch und Gewalterfahrung
  - Hier sollte zunächst Sicherheit hergestellt und die emotionale Reaktion des Patienten validiert werden.
- Schuld und Scham
  - Hier bedarf es des Erwachsenen-Selbstanteils oder eines Helfers, der vom Antagonisten respektiert wird und das Vulnerable-Selbst validiert.
- Vernachlässigung
  - Hier bietet es sich an die Sicherheit des Vulnerablen-Selbst durch eine Respektperson herzustellen (z. B. eine Mitarbeiterin vom Jugendamt) und Fürsorge durch eine nahestehende Person bzw. das Erwachsene-Selbst erfolgen zu lassen.

Für Situationen, in denen die emotionale Reaktion des Patienten für die Situation nicht angemessen ist und/oder er ein Verhalten zeigt, welches zu Problemen führt, kann eine Affektbrücke herangezogen werden, um in eine Situation zu gelangen, in der die emotionale Reaktion angemessen war. Diese Situation kann dann mittels klassischem Imagery Rescripting überschrieben werden. Alternativ kann bei Situationen, in denen die emotionale Reaktion unangemessen ist, das Imagery Rescripting mit Selbstanteilen zum Einsatz kommen.

Fallbeispiel 7: Leistungsdruck durch leistungsorientierten Vater

Mia P., eine 28-jährige Patientin, berichtet von einer Situation während eines Konzerts, das sie gegeben hat. Während das Konzert in vollem Gange war, kreisten ihre Gedanken zunehmend um eine schwierige Passage, welche immer näherkam: »Jetzt konzentrier dich.«, »Es ist wichtig, dass du richtig spielst.«, »Deine Musiklehrerin hört zu und du darfst keinen Fehler machen.« Ihre Angst nimmt zu, sie ist kurzatmig, schwitzt und ihr Herzschlag wird immer schneller. Durch die Fokussierung auf die Körperempfindungen und das Verblassen der ursprünglichen Situation taucht eine frühere Situation auf, in der sie sich ähnlich gefühlt hat. Mia P. beginnt eine Situation aus der Kindheit zu beschreiben, in der sie von ihrem Vater die Unterschrift für eine schlechte Schulnote einholen musste und mit einer wütenden Reaktion von ihm rechnen konnte.

In der ursprünglichen Situation im Konzert gab es keinen direkten Antagonisten. Die Patientin hat sich durch ihre Sorgen um eine Bestrafung selbst blockiert. Diese Situation kann direkt durch das Imagery Rescripting mit Selbstanteilen bearbeitet werden. Hier sollte ein Dialog zwischen dem grübelnden, blockierenden Selbstanteil und einem positiveren Selbstanteil eingeleitet werden, um es auf Verhaltensebene der Patientin zu ermöglichen sich weniger mit Sorgen zu befassen und stattdessen im Moment zu leben und sich auf ihr Spiel konzentrieren zu können. Es kann aber auch eine Affektbrücke geschlagen werden. Hierbei boten sich in der Situation insbesondere die Gedanken zur Musiklehrerin an. Die Angst vor Bestrafung lässt vermuten, dass sich in der Vergangenheit Situationen finden, in der dies eine angemessene emotionale Reaktion darstellte. In der erinnerten Situation mit dem Vater handelt es sich bei diesem um einen Antagonisten, der die emotionalen Bedürfnisse der Patientin unterdrückte.

Dieses Fallbeispiel wird im Abschnitt »Mögliche Schwierigkeiten und deren Lösungswege – Was, wenn das Erwachsene-Selbst nicht hilfreich in der Situation ist?« detaillierter beschrieben.

Für Imagery Rescripting gilt, wie auch für nahezu alle anderen Techniken, dass sie bei akut psychotischen und intoxikierten Patienten nicht zur Anwendung kommen sollte. Ebenfalls abzuraten ist eine Durchführung bei Patienten, die zu starken Dissoziationen neigen. Bei Patienten, die unter Ich-Störungen leiden, wie beispielsweise bei Schizophrenie, sollte auf das Imagery Rescripting mit Selbstanteilen verzichtet werden. Bei Symptomen wie Gedankeneingebung oder Stimmenhören sollte darauf verzichtet werden, die Selbstanteile des Patienten abzuspalten, und eher Techniken zur Anwendung kommen, die den Patienten als Ganzes betrachten.

4.3 Vor dem ersten Arbeiten mit Imagery Rescriping

Um zu überprüfen, ob dem Patienten dieses emotionsfokussierte Verfahren liegt, bietet es sich an, vorab die Imagination eines sicheren Ortes durchzuführen. Hierbei kann genauso vorgegangen werden wie in der Evokationsphase beim Imagery Rescripting. Der Patient wird angeleitet sich in seiner Vorstellung an einen Ort zu begeben, an dem er sich wohl und geborgen fühlt. Es kommt zur Exploration dieses Ortes im Hinblick auf die fünf Sinne sowie Gedanken, Gefühle, Körperempfindungen und Verhalten und begünstigt somit eine Evokation des empfundenen Gefühlszustandes. Die Imagination eines sicheren Ortes stellt über das reine Vertrautmachen mit imaginativen Arbeiten eine starke Ressource dar und dient der Stabilisierung. Zudem kann in späteren, belastenden Imaginationen auf den sicheren Ort zurückgegriffen werden, wenn die emotionale Aktivierung zu übermäßig ist. Nachfolgend findet sich ein eigener Abschnitt zur Durchführung des sicheren Ortes.

Sollte der Therapeut (mit oder ohne Durchführung des sicheren Ortes) den Eindruck haben, dass die Technik des Imagery Rescripting für den Patienten und seine Symptomatik passend ist, kann er diese dem Patienten vorstellen. Vor dem ersten Arbeiten mit Imagery Rescripting sollte gemeinsam mit dem Patienten entschieden werden, ob die Technik zum Einsatz kommt. Hierbei sollte dem Patienten vermittelt werden, dass zunächst (im Rahmen der Evokationsphase) unangenehme Gefühle hervorgerufen und diese erst im Verlauf (im Rahmen des Rescripting) verändert werden. Es geht nicht darum diese unangenehmen Gefühle auszuhalten, bis sie abklingen, aber das Wiedererinnern ist ein wesentlicher Bestandteil der Technik. Ohne diese Transparenz gegenüber dem Patienten kann es dazu führen, dass der Patient die Übung vorzeitig abbricht und nicht die Erfahrung einer emotionalen Veränderung macht. Als Folge kann die therapeutische Beziehung leiden und es kann zu einer Verschlechterung der Symptomatik führen. Auch sollte der Patient darüber aufgeklärt werden, dass nicht jede Übung erfolgreich sein muss und dass es darum geht, die Technik auszuprobieren und ggf. in einem weiteren Durchgang auf eine andere Art der Überschreibung zu versuchen. In der klinischen Praxis hat sich gezeigt, dass es von Vorteil ist, die Erklärung der Technik kurz zu halten. Eine zu ausführliche Erklärung könnte zu einem hohen Maß an antizipatorischer Angst und Vermeidung führen.

Bei traumatisierten Personen ist es hilfreich vorab belastende Situationen zu sammeln und in Kategorien einzuteilen (z. B. sexuelle Gewalterfahrung oder Demütigung). Bei der ersten Durchführung von Imagery Rescripting kann es sinnvoll sein nicht direkt in die am stärksten belastendste Situation zu gehen, sondern zunächst eine Situation mit moderatem Belastungsgrad zu überschreiben. Ein Einstieg mit der am stärksten belastenden Situation kann dazu führen, dass der Patient ein übermäßig starkes emotionales Erleben hat, dissoziiert und Imagery Rescripting zukünftig vermeiden möchte. Bei einer moderat belastenden Situation kann der Patient mit der Technik vertraut werden und positive Erfahrungen durch eine gelungene Überschreibung sammeln.

4.4 Vor den weiteren Imagery Rescriptings

Die Vorbesprechung des jeweiligen Imagery Rescriptings sollte bewusst kurzgehalten werden, um mögliche Erwartungseffekte zu vermeiden. Beim Imagery Rescripting steht die emotionale Aktivierung im Vordergrund. Eine zu detaillierte Vorbesprechung kann dieser im Wege stehen und ein eher kognitiv gesteuertes Vorgehen begünstigen.

Ausnahmen stellen Patienten mit wenig Ressourcen dar. Hier kann es sinnvoll sein mögliche Überschreibungen vorzubesprechen, d. h. Szenen, die in der Vorstellung ausprobiert werden können. Dies ist jedoch auch in einer Nachbesprechung möglich. Es ist auch in Ordnung, wenn zunächst ohne Vorbesprechung versucht wird eine Erinnerung zu überschreiben und dies nicht funktioniert. Weder Patient noch Therapeut sollten den Druck verspüren, dass es funktionieren muss. Der Therapeut kann darauf mit den folgenden Beispielsätzen vor Beginn des Imagery Rescripting aufmerksam machen.

> **Beispielsätze:**
>
> »Ich weiß nicht, wie die Übung verlaufen wird, was dabei rauskommt oder ob es überhaupt funktioniert. Aber ich finde es gut, dass wir beide uns darauf einlassen, und lassen Sie uns einfach neugierig auf das sein, was passieren wird.«

Häufig sind mehrere Durchgänge notwendig und sinnvoll, da sich aversive Erfahrungen als komplex gestalten und mehrere emotionale Bedürfnisse adressiert werden möchten. Mit den folgenden Beispielsätzen kann der Therapeut nach dem Imagery Rescripting darauf aufmerksam machen.

> **Beispielsätze:**
>
> »Heute haben wir uns insbesondere Ihrer Wut gewidmet. Sie können mal für sich nachspüren, ob wir diese ein Stück weit auflösen konnten oder ob wir beim nächsten Mal die Situation vielleicht auf eine andere Art und Weise überschreiben könnten, um noch mehr an diese Wut heranzukommen. Meinem Eindruck nach sind wir heute noch nicht an die Trauer gekommen, die Sie neben der Wut berichtet haben. Gerne können wir gemeinsam überlegen, auf welche dieser Emotionen wir uns beim nächsten Mal fokussieren.«

4.5 Allgemeine Instruktion

Schließen der Augen

Der Patient wird gebeten, seine Augen zu schließen. Es gibt Patienten, die dies nicht tun können/wollen. Dann besteht die Möglichkeit, dass diese Patienten ihre Augen auf einem Punkt auf dem Boden ruhen lassen. Jedoch zeigte sich aus klinischer Erfahrung, dass Imagery Rescripting in diesen Fällen weniger effektiv ist. Eine mögliche Erklärung hierfür kann sein, dass bereits das Nichtschließen der Augen ein starkes Vermeidungsverhalten darstellt. Hier gilt es, zunächst das Vermeidungsverhalten abzubauen, andernfalls wird es diesen Patienten auch nicht möglich sein in der Imagination Emotionen zuzulassen.

Fallbeispiel 8: Sicherer Ort, missglückt – körperbezogene Ängste

> Mit einem 59-jähriger Patienten sollte als Vorstufe zum Imagery Rescripting der sichere Ort eingeübt werden. Hierbei zeigte sich, dass es dem Patienten nicht einmal für wenige Sekunden möglich war seine Augen zu schließen, da er sofort ein Kribbeln in den Händen verspürte und ihn dies stark beunruhigte. Er selbst war erschrocken darüber, dass er nicht mit geschlossenen Augen ruhig dasitzen konnte, und entschied für sich selbst, dies zu üben. Nach mehreren Wochen war es dem Patienten möglich die Augen während der Imagination geschlossen zu halten und sich auf die Emotionen zunächst während des sicheren Ortes und danach während des Imagery Rescripting einzulassen.

Nicht alle Patienten verhalten sich derart vorbildlich und das Vermeidungsverhalten bezieht sich auch nicht immer auf körperbezogene Ängste. Das Schließen der Augen kann Patienten Probleme bereiten, die starke Kontrollverluste in der Vergangenheit erlebt haben. Mit geschlossenen Augen jemandem gegenüberzusitzen kann einem das Gefühl geben, »ausgeliefert« zu sein. In diesem Fall sollte unbedingt die therapeutische Beziehung kritisch reflektiert werden. Vielleicht ist sie noch nicht tragfähig genug für eine solche Technik. Womöglich hilft bereits auch eine kleine Optimierung des Settings. Beispielsweise könnte der Therapeut anbieten die Stühle etwas seitlicher zueinander zu stellen und ebenfalls die Augen zu schließen, um die Erfahrung für den Patienten angenehmer zu machen.

Eine andere Erklärung könnte sein, dass sich der Patient nicht in der Lage fühlt die Emotionen auszuhalten, die er durch die Übung erwartet. In diesem Fall können alternative Techniken vorgeschaltet werden oder es kann gemeinsam überlegt werden, welche Erinnerung zunächst überschrieben werden soll. Wie bereits erwähnt bietet es sich an eine Erinnerung auszuwählen, die der Patient als moderate Belastung einschätzt, um ein Erfolgserlebnis sowohl im Umgang und Aushalten der eigenen Emotionen als auch mit der Technik an sich zu bekommen.

Body Scan oder Erdung

Das Imagery Rescripting sowie der sichere Ort können mit einem kurzen Body Scan eingeleitet werden. Im Gegensatz zum Imagery Rescripting und dem sicheren Ort findet der Body Scan nicht im Dialog mit dem Patienten statt. Er dient dazu, die gewünschte Verlagerung der Aufmerksamkeit von der Außenwelt nach innen zu erleichtern und kann insbesondere bei Patienten indiziert sein, die noch stark von ihrem Alltagsgeschehen befangen sind. »Kurz« bedeutet, dass die Fokussierung auf zwei bis drei Körperstellen ausreicht. Auch hier gibt es keine fest vorgeschriebene Vorgehensweise. Nachfolgend finden sich mögliche Sätze, die gesprochen werden können, aber nicht müssen. Es bietet sich an, dass jeder Therapeut die für sich passenden Formulierungen auswählt und individuell für Patient und Situation entscheidet, welche zum Einsatz kommen sollen.

Beispielsätze:

»Bitte schließen Sie die Augen und atmen Sie tief ein und aus. Und geben Sie sich mit jedem Ausatmen mehr und mehr Raum. Bei dieser Übung können Sie nichts falsch machen.«

»Spüren Sie zunächst in Ihre Füße hinein. Spüren Sie nach, wie es sich anfühlt an der Stelle, an der Ihr Fuß den Boden berührt. Vielleicht können Sie dabei etwas wahrnehmen, vielleicht auch nicht. Spüren Sie dann in Ihre Hände, wie sich der Raum unter Ihren Händen anfühlt. Bewerten Sie die Empfindung nicht, sondern seien Sie einfach neugierig auf das, was Sie vielleicht spüren.«

»Versuchen Sie mit jedem Ausatmen tiefer und tiefer in einen Zustand der Entspannung zu geraten. Sie können meiner Stimme lauschen oder Sie wie eine Hintergrundmusik wahrnehmen. Vielleicht hören Sie auch andere Geräusche im Raum, wie das Ticken der Uhr, das Rauschen der Heizung oder des Computers. Oder vielleicht dringen auch Geräusche von außen hierein. Vielleicht hängen Sie in Gedanken auch noch den Geschehnissen des Tages nach. Versuchen Sie störende Gedanken an diese Geräusche zu heften und davon tragen zu lassen, sodass Sie sich mehr und mehr Ihrem Unterbewusstsein nähern.«

Im Hier und Jetzt

Während der Imagination wird der Patient gebeten, die Erlebnisse so zu beschreiben, als ob sie im Hier und Jetzt stattfinden (d. h. in der ersten Person und in der gegenwärtigen Zeitform). Gerade bei den ersten Imagery-Rescripting-Durchläufen kann es vorkommen, dass der Patient über Situationen berichten möchte, z. B. »Ich war im Klassenzimmer und Sie müssen wissen, dass ich den Lehrer bereits seit fünf Jahren im Deutschunterricht hatte …«. Diese rein kognitiven Erzählungen sollten zügig und gleichzeitig wertschätzend unterbrochen werden. Relevant ist, dass der Fokus auf dem Wiedererleben und Hervorrufen von Emotionen liegt. Andernfalls haben diese Durchgänge den Charakter von rein kognitiven Gesprächen, nur mit geschlossenen Augen. Die folgenden Beispielsätze können helfen, den Patienten während der Übung in die richtige Richtung zu lenken.

Beispielsätze:

»Sie sitzen jetzt im Klassenzimmer. Bitte beschreiben Sie mir die Situation genau so, als ob Sie jetzt wieder dort sind. Was sehen Sie jetzt, in diesem Moment vor sich?«

»Ich verstehe, dass Sie das Bedürfnis haben mir zusätzliche Informationen zu geben. Ich benötige diese jetzt im Moment nicht, lassen Sie uns nach der Übung darüber reden. Bitte berichten Sie mir jetzt das, was in diesem Moment, in Ihrer Vorstellung, passiert.«

In der klinischen Praxis hat sich gezeigt, dass es gewinnbringender ist, die Übung abzubrechen und das Vorgehen (im Hier und Jetzt sein) erneut zu besprechen, als eine verkopfte Übung, bei der Emotionen nur gering aktiviert werden. Damit der Patient dies nicht als ein Versagen seinerseits erlebt, hilft es als Therapeut, die Verantwortung dafür zu übernehmen.

Beispielsätze:

»Es tut mir leid, dass ich Sie da gerade so abrupt aus der Situation herausgenommen habe. Aber ich hatte den Eindruck, dass Sie die Situation bzw. die Gefühle von damals nicht richtig spüren. Lassen Sie uns mal versuchen nicht nur über die Situation zu sprechen, also wie es damals war, sondern sie vor Ihrem inneren Auge aufkommen zu lassen, sodass Sie sie wieder durchleben.«

Begrifflichkeiten

Zur Beschreibung der Techniken und zur Illustration der Fallbeispiele werden in diesem Buch häufig die Begriffe Vulnerables-Selbst, Beobachter-Selbst, Erwachsenes-Selbst und dominanter Selbstanteil verwendet. Diese Begriffe richten sich an Sie als Therapeuten, zum einheitlichen Verständnis, und sollten eher nicht gegenüber dem Patienten verwendet werden. Diese Begriffe weisen einen eher abstrakten Charakter auf und sind wenig persönlich. Beim Vulnerablen-Selbst bietet es sich an, den Patienten einen Namen bestimmen zu lassen, oder gerade bei einem jungen Vulnerablen-Selbst eignet sich der Vorname des Patienten sehr gut. Dem gegenüber kann für das Beobachter-Selbst oder Erwachsene-Selbst die förmliche Anrede, Herr/Frau [Nachname], verwendet werden. In der klinischen Praxis hat sich gezeigt, dass die Bezeichnung Erwachsenes-Selbst gut funktioniert, wenn ein entsprechender Altersunterschied zwischen dem Vulnerablen-Selbst und dem Erwachsenen-Selbst vorliegt, folglich wenn eine Kindheitserinnerung bearbeitet wird. In erster Linie ist es relevant, dass alle in der Vorstellung anwesenden Personen/Selbstanteile eine genaue Bezeichnung erhalten, damit ein Wechsel zwischen den Akteuren besser möglich ist und die Situation verständlich bleibt.

4.6 Sicherer Ort

Fallbeispiel 9: Sicherer Ort

Eine 39-jährige Patientin wird gebeten sich entspannt hinzusetzen und ihre Augen zu schließen. Gemeinsam atmen Patientin und Therapeutin zunächst tief durch. Die Patientin wird hierbei von der Therapeutin auf eine ruhige und entspannte Weise angeleitet: »Einatmen, dann langsam wieder ausatmen.«. Daraufhin fordert die Therapeutin die Patientin auf, sich einen Ort vorzustellen, an welchem sie sich wohl und geborgen fühlt. Sie bittet darum, den Ort zu beschreiben, sobald er vor ihrem inneren Auge auftaucht. Die Patientin beschreibt, ganz allein auf Sand am Meer zu stehen, sich das Meer anzuschauen und Möwen zu hören. Die Therapeutin greift dies auf und unterstützt sie dabei, sich noch tiefer hineinzuversetzen: »Der Sand, auf dem Sie stehen, welche Farbe hat er?« Daraufhin beschreibt die Patientin den Strand noch etwas genauer. Anschließend fragt die Therapeutin nach der Tageszeit. Sie sagt, es sei Nachmittag. Die Nachfrage der Therapeutin, ob die Sonne scheint, verneint sie. Die Therapeutin möchte das Wetter näher beschreiben haben und fragt nach Bewölkung und Wind. Danach lässt sie sich auch das Meer näher beschreiben und fragt zudem schrittweise nach anderen Sinneseindrücken: »Können Sie die Wellen hören? Können Sie das Wasser riechen? Spüren Sie den Wind? Können Sie etwas schmecken? Wie fühlt sich denn der Sand an den Füßen an?« Anschließend fasst die Therapeutin den Ort bzw. die Situation nochmal zusammen und betont die verschiedenen Sinneseindrücke. Danach fragt sie, welche Gedanken die Patientin dort am Strand gerade durch den Kopf gehen. Sie antwortet, ihr würden die Worte Freiheit, Gelassenheit und Entspannung einfallen. Auch der Satz »Ich bin frei!« geht ihr durch den Kopf, welcher von der Therapeutin wiederholt wird. Sie erkundigt sich, ob die Patientin die Entspannung und Gelassenheit auch irgendwo in ihrem Körper spüren könne. Daraufhin beschreibt die Patientin, ein Freiheitsgefühl in der Brust wahrnehmen zu können; sie habe das Gefühl durchatmen zu können. Auch diese Aussage wird von der Therapeutin wiederholt: »Okay, also Sie atmen da ganz tief durch.« Sie greift dies auf und hakt nach: »Spüren Sie auch die Luft, wie sie einströmt in den Körper? Öffnet das die Brust?« Die Patientin bejaht dies. Nachfolgend wiederholt die Therapeutin erneut die Beschreibung des Ortes und der Sinneseindrücke und erweitert diese Beschreibung um die Gedanken der Patientin. Anschließend fragt sie, ob die Patientin etwas an der imaginierten Situation ändern wollen würde. Sie verneint. Daraufhin entgegnet die Therapeutin: »Dann möchte ich Sie einladen, die Situation für ein paar Minuten einfach zu genießen. Das Gefühl von Freiheit, die Luft zu spüren, [...] die Gelassenheit, das tiefe Ein- und Ausatmen.« Nach einer kurzen Pause weist die Therapeutin die Patientin drauf hin, dass sie sich gerne etwas von dem Ort in ihrer Vorstellung mitnehmen dürfe, was sie an das Gefühl der Entspannung und Gelassenheit erinnert. Die Patientin wählt einen Stein aus. Nachdem die Therapeutin mithilfe einer Nachfrage exploriert hat, wo dieser Stein liegt, bittet sie die Patientin, diesen in ihrer Vorstellung aufzuheben. Danach leitet sie die Patientin an, noch einmal tief durchzuatmen. Sie erklärt, dass sie von drei rückwärts zählen wird und die Patientin dann die Augen öffnen soll. Ihren Stein und das Gefühl der Gelassenheit soll sie mitnehmen.

Die Imagination eines sicheren Ortes hat mehrere Vorteile. Zunächst kann der Patient auf angenehme Weise mit Imaginationsübungen vertraut gemacht werden, was für das nachfolgende Imagery Rescripting von großem Nutzen ist. Darüber hinaus schafft sich der Patient eine nützliche Ressource zur Emotionsregulation, welche er in angespannten Situationen anwenden kann. Hierzu bedarf es der mehrmaligen Wiederholung und Einübung seitens des Patienten. Denn nur wenn etwas unter stressfreien Umständen eingeübt wird, ist es auch in belastenden Momenten zugänglich. Davon abgesehen bekommt der Therapeut einen ersten Eindruck davon, wie der Patient auf Imagination reagiert, ob er sich darauf einlassen kann und in welchem Ausmaß er seine Emotionen zulässt.

Bei der Anleitung zum sicheren Ort kann dem Patienten mitgegeben werden, dass es sich um keinen realen Ort bzw. keine reale Situation handeln muss. Der Fantasie des Patienten sind dabei keine Grenzen gesetzt. Beispielsweise kann sich ein Patient in seiner Vorstellung an Orte aus seinem Lieblingscomputerspiel oder -roman begeben. Es geht ausschließlich darum, dass sich der Patient an diesem Ort wohl und geborgen fühlt.

In der klinischen Praxis hat sich gezeigt, dass Erinnerungen bzw. entsprechende Orte, an denen Personen anwesend sind, die zum gegenwärtigen Zeitpunkt verstorben sind, wie beispielsweise Großeltern, ungünstig sein können (aber nicht müssen). In diesen Fällen wird der Ort bzw. die Erinnerung häufig zunächst als schön wahrgenommen, im Verlauf kann es jedoch zu Trauer darüber kommen, dass die geliebte Person heute nicht mehr da ist. Falls dies passiert, kann mit dem Patienten in einem Nachgespräch überlegt werden, ob es auch einen anderen sicheren Ort geben kann, den er vielleicht auch nur für sich allein hat.

5 Klassisches Imagery Rescripting: Bearbeitung und Veränderung negativer Erfahrungen aus der Vergangenheit

Fallbeispiel 10: PTBS – Vergewaltigung, Hotspot

In diesem Fallbeispiel handelt es sich um Charlotte M., eine 45-jährige Patientin mit Posttraumatischer Belastungsstörung und multiplen Traumatisierungen aus der Kindheit und Jugend. Imagery Rescripting einer anderen traumatischen Erfahrung von Charlotte M. wurde bereits in ▶ Kap. 4.1 beschrieben.

Die Imaginationsübung wird eingeleitet mit der Aufforderung der Therapeutin an Frau M., die Situation noch einmal vor ihrem inneren Auge aufkommen zu lassen und zu beschreiben, was sie gerade sieht. Frau M. beginnt die Situation zu beschreiben: »Ich liege auf dem Rücken, auf jeden Fall so, dass er meine Knie anfasst und zur Seite drückt und immer wieder rein stößt und immer wieder dagegen stößt.« Die Therapeutin bittet sie: »Beschreiben Sie noch ein bisschen mehr, was Sie sehen können in diesem Raum von Ihrer Position aus, jetzt in Ihrer Vorstellung.« Nach einer kurzen Stille fragt die Therapeutin: »Wie hell ist es denn in diesem Raum? Ist es eher dunkel oder eher hell?« »Oben, die Decke, das ist dunkel«, antwortet Frau M. »Die Decke ist dunkel. Dunkles Holz?«, paraphrasiert und fragt die Therapeutin. Frau M. meint, es handele sich um dunkles altes Holz. »Welche Tageszeit haben wir in diesem Raum? Wie sieht es jetzt gerade aus?«, erkundigt sich die Therapeutin und Frau M. führt aus, dass wenig Licht reinfalle. Die Therapeutin erfragt weitere Details: »Worauf liegen Sie?« »Auf etwas Hartem«, sagt sie. »Auf dem Boden?«, wird nachgehakt. Frau M. verneint. »Aber Sie spüren da etwas Hartes?«, fragt die Therapeutin noch einmal nach und nachdem Frau M. dies bestätigt, möchte sie mehr Details in Erfahrung bringen: »Ist es auch kalt oder nur hart?« Frau M. meint, es sei hart. Die Therapeutin spricht weiter: »Können Sie in Ihrer Vorstellung etwas hören? [Frau M. schüttelt den Kopf] Sie liegen da auf diesem harten Boden …« »… und fühle nur den Schmerz. Ich fühle nur den Schmerz«, beendet Frau M. den Satz. »Können Sie etwas riechen? [Frau M. schüttelt den Kopf] Wie fühlt sich dieser Schmerz an?« »Stechend!«, sagt sie. Die Therapeutin möchte wissen, wo der Schmerz genau sitzt. Frau M. meint sehr aufgewühlt: »Das ist alles trocken«, und braucht einen kurzen Moment, um zu antworten. Die Therapeutin wiederholt die Aussage von ihr und dann erkundigt sie sich: »Was tun Sie? Was sagen Sie zu ihm?« Frau M. wirkt belastet und gibt keine Antwort. »Frau M., reden Sie mit mir. Was passiert da? Frau M., reden Sie mit mir! Wo sind Sie?«, fordert die Therapeutin sie auf. »Er hört nicht auf mich. Ich habe gesagt: ›Hör auf! Hör auf! Hör bitte, bitte auf!‹« »Was für Gedanken gehen Ihnen durch den Kopf?«, fragt die Therapeutin nach und weiter: »Können Sie die Situation sehen?« Frau M. bestätigt. »Sehen Sie sie?

Dann lassen Sie uns hier mal anhalten. Was können wir tun, um das zu beenden, was da passiert? Wir haben jetzt alle Möglichkeiten der Welt. Wie kriegen wir die Tür auf? Wie kriegen wir die Tür auf und kommen in diesen Raum rein? [Frau M. hebt die Hände an den Kopf] Frau M., bleiben Sie noch dabei, bleiben Sie bitte noch in der Situation. Sie haben das Schlimmste schon geschafft. Wie kommen wir da jetzt rein? Sie liegen da jetzt auf dem Boden und es tut weh! Und es ist trocken und er stößt immer wieder zu. Wie kommen wir da rein in diese Situation? Wie können wir diese Tür aufmachen – und die Charlotte von früher retten? [Es herrscht einen Moment Schweigen] Wie machen wir das, Frau M.? Wie kriegen wir diese Tür auf?« »Auftreten«, äußert sich jetzt Frau M. »Auftreten«, wiederholt die Therapeutin und dann: »Können Sie das tun? Wer kann die auftreten? Wer ist stark genug dafür?« »Nee, ich habe dafür keine Kraft mehr«, sagt sie. »Wer kann das? Wer kann da von außen kommen und die Tür auftreten? Irgendjemand. Können wir uns da Polizisten vorstellen [Frau M. stimmt zu] in kompletter Einsatzkleidung? Wie viele Polizisten sind da, Frau M.? Können Sie die hören, da an der Tür?«, hakt die Therapeutin weiter nach. Frau M. schüttelt den Kopf. »Nein?«, fragt die Therapeutin. »Ich habe Angst vor Polizisten. Einfach jemand, ein Hausmeister oder irgendjemand, der da ist, in der Nähe ist, der das hört, der mich flehen hört. Jemand, der einfach da ist und stört und sagt: ›Hör auf!‹« Die Therapeutin erfragt noch einmal: »Können Sie sich das vorstellen? Kann da ein Hausmeister sein?« »Ja, wenigstens irgendjemand! Nicht die Polizei.« »Was tut der Hausmeister?«, erkundigt sich die Therapeutin. Laut Frau M. ruft der Hausmeister: »Was machst du da? Lass das Mädchen in Ruhe, lass sie einfach in Ruhe!« »Ist der Hausmeister schon in der Wohnung? Ist er schon bei Ihnen?«, fragt die Therapeutin und nachdem Frau M. dies bestätigt: »Wo steht er?« Frau M. führt aus: »Er hat sie aufgemacht, er hat die Tür aufgemacht und er hat ihn gestört.« Die Therapeutin setzt nach: »Und was passiert jetzt? ›Lass das Mädchen in Ruhe!‹ Was sagt er noch? – Was sagt er, der Hausmeister, der da jetzt im Raum ist?« Frau M. spricht in der Rolle als Hausmeister: »Geh weg da, geh weg von ihr. Geh weg! Komm! Komm Mädchen, komm! Komm, zieh dich an. Komm! Komm, ich nehme dich mit.« Sie wird von der Therapeutin gefragt: »Ziehen Sie sich an und gehen mit ihm mit oder was passiert?« Sie antwortet: »Ja, er lässt mich gehen. Er lässt mich einfach gehen. Er lässt mich gehen. Er lässt mich einfach gehen.« »Und Sie gehen mit dem Hausmeister mit?«, wird Frau M. gefragt. Diese meint: »Ich gehe mit. Ich gehe mit. Ich gehe mit. Ich gehe mit. Ich renne die Treppen runter.« Die Therapeutin erkundigt sich, ob der Hausmeister noch bei der jungen Charlotte ist, aber diese erklärt: »Nein, ich bin schon unten. Ich bin unten auf der Straße und da ist der Schmerz wieder.« Die Therapeutin merkt an: »Okay, Frau M, ich glaube, da müssen Sie einmal als heutige Erwachsene in diese Situation gehen. Zu sich als junge Charlotte. Können Sie sich das vorstellen? Geht das, Frau M.? [Die Patientin bejaht] Können Sie sich erklären, der jungen Charlotte, warum da gerade so viel Schmerz ist?« Frau M. versucht es: »Es ist vorbei, es ist vorbei. Es muss auch bei uns weitergehen.« Die Therapeutin fragt: »Ist sie jetzt in Sicherheit? [Frau M. bejaht] Wird es jemals wieder passieren?« Frau M. erwidert: »Nein, es wird nie wieder passieren.« »Nein es wird nie wieder passieren«, wiederholt die Therapeutin und bezieht sich dann auf den Schmerz:

»Und dieser Schmerz, den sie noch spürt, ist das normal?« »Ja, es ist normal, dass du den Schmerz fühlst«, so Frau M., und auf die Nachfrage, warum die junge Charlotte den Schmerz spüre, sagt sie: »Weil es Schmerzen waren, die dir zugefügt worden sind.« »Muss sie davor Angst haben?«, hakt die Therapeutin nach. Frau M. verneint und meint, die junge Charlotte brauche keine Angst haben. Weiterhin erkundigt sich die Therapeutin, ob die Schmerzen weggehen werden, woraufhin Frau M. zur jungen Charlotte meint, dass die Schmerzen weggehen und nie wiederkommen werden. Die Therapeutin fragt noch einmal nach: »Sie muss die nie mehr spüren?« Und Frau M. bekräftigt es: »Nein, die muss sie nie wieder spüren.« Nun möchte die Therapeutin von der Patientin wissen, was gerade in deren Vorstellung geschieht, und Frau M. erzählt, dass sie und die junge Charlotte einander einfach in den Armen liegen und sich liebhaben. Die Therapeutin fragt Frau M.: »Können Sie das spüren, wie sich das anfühlt? Wie ist es, die junge Charlotte in den Armen zu halten?« »Tröstlich« meint die Patientin. »Und wie geht es der jungen Charlotte?«, erkundigt sich die Therapeutin. Die Patientin gibt an, dass die junge Charlotte sich gut fühle. Die Therapeutin hakt noch einmal nach: »Charlotte, wie geht es dir?« »Auf jeden Fall besser«, antwortet die Patientin. »Was spürst du gerade?? Hast du Angst?«, möchte die Therapeutin wissen. Die Patientin sagt: »Ich bin froh, dass es vorbei ist.« Die Therapeutin stellt dann noch eine Frage: »Frau M., war es die Schuld der jungen Charlotte, dass das passiert ist? [einen Moment herrscht Stille] Wessen Schuld war denn das? Können Sie ihr das sagen, wessen Schuld es war?« Eindringlich spricht Frau M. mit der jungen Charlotte: »Es war nicht deine Schuld! Es war nicht deine Schuld! Ja, du bist hochnäsig, ja, du hast den vielleicht auch angestachelt, aber du bist nicht schuld!« Die Therapeutin ergänzt: »Und es ist so ungerecht, dass dir das passiert ist. Das verdient niemand, das zu erleben, was du gerade erlebt hast!« Die Patientin führt von hier weiter: »Er hatte kein Recht dazu, trotzdem, sich mich zu schnappen und zu vergewaltigen. Das Recht hat er nicht! Das Recht hat er nicht. Er hat nicht das Recht, sich einfach zu nehmen, was er will!« Die Therapeutin erkundigt sich nun nach der emotionalen Verfassung von Charlotte: »Charlotte, wie geht es dir jetzt? Wie geht es Ihnen, Frau M.? Charlotte, brauchst du noch etwas?« »Ich glaube, dass müsste reichen«, sagt die Patientin. Die Therapeutin beendet die Imaginationsübung »Frau M., dann können Sie jetzt wieder langsam und in Ihrem Tempo in den Raum kommen.«

II Praktische Durchführung

5.1 Ablauf des klassischen Imagery Rescripting

1. Beginnen Sie mit der Imagination.

> **Beispielsätze:**
>
> »Können Sie sich bequem hinsetzen? Legen Sie alles ab, was Sie in der Hand halten… und finden Sie einen Weg, Ihre Augen zu schließen.«

- Falls nötig, verwenden Sie den Body Scan oder den sicheren Ort, um den Patienten in einen entspannten Ausgangszustand zu versetzen.
2. Geben Sie dem Patienten ausreichend Raum, um eine Situation vor seinem inneren Auge entstehen zu lassen.

> **Beispielsätze:**
>
> »Lassen Sie nun vor Ihrem inneren Auge die Situation aufkommen, die Sie mir gerade beschrieben haben. Was sehen Sie?«

- Helfen Sie dem Patienten, sich in die Situation hineinzuversetzen, und versuchen Sie, sich die Situation auch selbst vorzustellen. Sie können auch Ihre Augen schließen.
- Wenn die emotionale Reaktion des Patienten in der Situation übermäßig oder sein Verhalten dysfunktional, erwägen Sie, eine Affektbrücke zu einer früheren Situation herzustellen.

> **Beispielsätze:**
>
> »Konzentrieren Sie sich auf das Gefühl; wo spüren Sie es im Körper? Lassen Sie diese Situation langsam verblassen und konzentrieren Sie sich ausschließlich auf das Gefühl (oder die Körperempfindung) und schauen Sie, ob Sie in eine frühere Situation gelangen, in der Sie dieses Gefühl ebenfalls so stark oder sogar noch stärker gespürt haben.«

3. Sobald eine Situation zur Überschreibung gefunden wurde, helfen Sie dem Patienten dabei die Situation mit allen Sinnen zu erfassen: Sehen, Hören, Riechen, Schmecken, auf der Haut spüren.
4. Nachdem das Bild mit allen Sinnen erfasst wurde, helfen Sie ihrem Patienten dabei die vier Komponenten zu identifizieren: Kognitionen, Emotionen, körperliche Empfindungen und Verhaltensweisen oder Handlungstendenzen.
5. Einigen Sie sich gemeinsam auf einen Namen für das Vulnerable-Selbst (oder bei frühen Situationen das Kindliche-Selbst).

- Wenn das Vulnerable-Selbst sich im Kindesalter befindet, kann die Erlaubnis eingeholt werden das Kind zu duzen.
6. Nachdem alle vier Komponenten identifiziert wurden, laden Sie den Patienten ein, die Situation aus dem gegenwärtigen Beobachter-Selbst zu betrachten. Hierbei geht es darum die unbefriedigten emotionalen Bedürfnisse des Vulnerablen-Selbst zu identifizieren und Möglichkeiten zur Befriedigung dieser zu generieren.

Beispielsätze:

- »Stellen Sie sich vor, Sie, als heutiger Erwachsener, stehen in demselben Raum…«
- »Was, glauben Sie, braucht [das Vulnerable-Selbst]?«
- »Gibt es etwas, das Sie tun oder vorschlagen möchten?«
- »Versuchen Sie, das zu tun.«

7. Bieten Sie bei Bedarf Hilfe an.
   - Versuchen Sie, dies über das gesunde Erwachsene-Selbst zu tun.

Beispielsatz:

»Willst du versuchen, [dem Vulnerablen-Selbst] zu sagen …«

- Alternativ kann ein Helfer hinzugenommen werden.

Beispielsatz:

»Gibt oder gab es jemanden, der Ihnen in dieser Situation helfen könnte? Was würde diese Person sagen?«

- Alternativ kann der Therapeut selbst die Situation betreten.

Beispielsatz:

»Wäre es in Ordnung, wenn ich dem Bild beitreten würde? Können Sie sich vorstellen, dass ich im selben Raum bin?«

8. Im Prozess der Bedürfnisbefriedigung ist ein Wechsel vom gesunden Erwachsenen-Selbst zurück ins Vulnerable-Selbst notwendig.

> **Beispielsätze:**
>
> »Wenn Sie nun wieder zurück in [das Vulnerable-Selbst] wechseln. Sie haben die Intervention des [Erwachsenen-Selbst] gehört. Wie geht es Ihnen damit? Gibt es noch etwas, das Sie an der Situation ändern müssen? Ist Ihnen noch etwas aufgefallen oder möchten Sie mir etwas mitteilen?«

9. Sobald die Situation für den Patienten zufriedenstellend überschrieben wurde, bitten Sie ihn, die Augen allmählich zu öffnen (Zählen, Atemzüge).

> **Beispielsätze:**
>
> »Kommen Sie nun langsam, in Ihrem Tempo zurück in den Raum. Bringen Sie die Erkenntnisse aus der Imagination mit.«

10. Nachbesprechung.

> **Beispielsätze:**
>
> »Wie hat sich diese Übung angefühlt? Welche Bedürfnisse wurden erkannt? Wie wurden sie befriedigt? Wie könnten sie noch befriedigt werden?«

- Wenn Sie eine Affektbrücke benutzt haben, erkundigen Sie sich, ob dem Patienten klar war, wie die Situationen verknüpft sind.

▶ Abb. 5.1 gibt einen schematischen Überblick für den Ablauf und Aufbau des klassischen Imagery Rescripting. Hierbei ist auf der x-Achse der zeitliche Verlauf der Technik und auf der y-Achse der Belastungsgrad des Patienten abgetragen.

5.2 Affektbrücke

In Situationen, in denen die emotionale Reaktion des Patienten in ihrer vollen Intensität nicht angemessen oder nicht nachvollziehbar ist oder das Verhalten zu Problemen führt, kann eine Affektbrücke herangezogen werden. Es ist anzunehmen, dass die emotionale Reaktion eine Art Brückensymptom aus einer früheren Situation darstellt, in welcher sie adäquat war. Mittels der Affektbrücke soll die Verbindung zur Ursprungssituation hergestellt werden. Durch die Erfüllung des emotionalen Bedürfnisses (z. B. Validierung der emotionalen Reaktion) in der Ursprungssituation kann es zu einer Bearbeitung der emotionalen Grundüberzeu-

5 Klassisches Imagery Rescripting

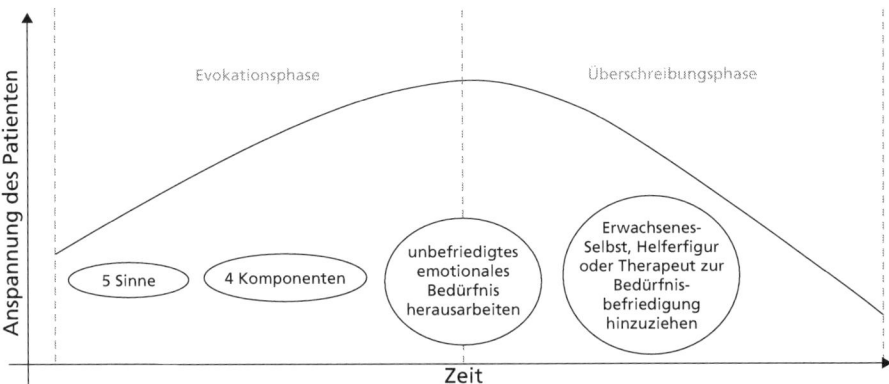

Abb. 5.1: Schematische Darstellung des Ablaufs und Aufbaus beim klassischen Imagery Rescripting

gungen kommen, wodurch zukünftig die inadäquate emotionale Reaktion in heutigen Situationen ohne entsprechenden Stressor nicht mehr ausgelöst werden soll.

Fallbeispiel 11: Affektbrücke – soziale Phobie

Eine 26-jährige Patientin berichtet von einer Situation in der vergangenen Woche, als sie auf eine Party eingeladen war und sich dort sehr unwohl fühlte. Sie habe den Eindruck gehabt, dass sie von allen angestarrt werde und habe sich in eine Ecke zurückgezogen und sei nach kurzer Zeit wieder gegangen. Zu Hause habe sie sich Vorwürfe gemacht und sich über sich selbst geärgert. Die Therapeutin bittet die Patientin die Augen zu schließen und sich in ihrer Vorstellung wieder in die Situation zu begegnen. Die Patientin berichtet, was sie sieht und hört. Im Anschluss wird die Patientin nach ihren Gedanken gefragt. »Alle starren mich an. Ich werde bestimmt rot und alle werden mich für peinlich halten«, berichtet die Patientin. Dies löse eine innere Anspannung in ihr aus und einen Kloß im Hals. Die Therapeutin leitet sie an, sich auf den Kloß im Hals zu fokussieren, auf die innere Anspannung. »Konzentrieren Sie sich auf das Gefühl, auf den Kloß im Hals und nur auf die Empfindung. Lassen Sie die Party langsam hinter sich verblassen und konzentrieren Sie sich nur auf den Kloß im Hals und wie er sich anfühlt. Vielleicht taucht eine andere Situation vor Ihrem inneren Auge auf, die weit in Ihrer Vergangenheit liegt und vielleicht nichts mit Partys zu tun hat, aber in der Sie diesen Kloß im Hals, die innere Unruhe, ähnlich oder vielleicht sogar noch stärker verspürt haben. Kommt eine Situation auf?«

5.3 Aktuelle Forschungsbefunde zur Durchführung

Es gibt keine einheitlichen Richtlinien für die Durchführung von Imagery Rescripting und auch nur wenige Studien, die sich mit Aspekten der Durchführung befassen. Vieles basiert auf patientenspezifischen Merkmalen (z.B. Belastungsgrad), der verfahrensspezifischen Orientierung des Therapeuten und der therapeutischen Einschätzung. Einerseits ist der Therapeut dadurch sehr frei in seiner Umsetzung, andererseits stellt dies eine Hürde für unerfahrene Therapeuten dar, da es keine einheitlichen Vorgaben zum Befolgen für eine effektive Überschreibung gibt. Im Folgenden werden die aktuellen Forschungsergebnisse zu einigen Möglichkeiten der Überschreibung zusammengefasst. Diese Empfehlungen basieren insbesondere auf dem aktuellen Forschungsstand zu den zugrunde liegenden Wirkmechanismen. Wie bei allen Forschungsbefunden können sie Implikationen für die Praxis bieten, müssen aber auch hinsichtlich ihrer Vorläufigkeit und Limitationen mit Vorsicht betrachtet werden. Beispielsweise ist es unklar, inwieweit die Ergebnisse von Studien, die sich auf gesunde Populationen beziehen, auf klinische Populationen übertragen werden können.

Der richtige Zeitpunkt für die Überschreibung

Insbesondere in der Behandlung von PTBS mittels Imagery Rescripting finden sich Studien und theoretische Annahmen zum richtigen Zeitpunkt der Überschreibung. Hier können zwei Positionen ausgemacht werden, die nicht unbedingt als gegensätzlich, sondern eher als ergänzend betrachtet werden sollten.

In der Behandlung aversiver Kindheitserinnerungen schlagen einige Autoren (z.B., Arntz & Weertman, 1999) vor, nicht die gesamte Erinnerung wiederzubeleben, sondern die Überschreibung zu beginnen, wenn die Erwartung des bevorstehenden Ereignisses hoch ist. Auf diese Weise werden Warnsignale, die eine zentrale Rolle im Traumagedächtnis spielen und oft mit Intrusionen verbunden sind, adressiert. Dies führt dazu, dass das Trauma nicht eintritt und Intrusionen reduziert werden.

Andere Autoren (z.B., Foa & Rothbaum, 2001) schlagen vor, *Hotspots* zu überschreiben. Hotspots beschreiben den Moment, in dem die Anspannung maximal ist und die gesamte traumatische Erinnerung aktiviert wurde. Hotspots stehen in engem Zusammenhang mit der negativen Bedeutung des Traumas hinsichtlich der Annahmen über das Selbst und die körperliche Integrität der Person (Hackmann, 2011).

Was in der Theorie einleuchtend klingt, kann in der Praxis häufig nicht so umgesetzt werden. An einem Fallbeispiel soll gezeigt werden, was passieren kann, wenn eine Überschreibung erfolgt, bevor der Höhepunkt in der traumatischen Situation erreicht ist. Hierbei handelt es sich um die Situation der Vergewaltig von Charlotte M. aus dem obigen Fallbeispiel. Das dargestellte Fallbeispiel stellt den zweiten Versuch des Imagery Rescripting dar, nachdem beim ersten Versuch die Situation »zu früh« überschrieben wurde. Die Therapeutin entschied sich dazu, die Situation vor der eigentlichen Vergewaltigung zu überschreiben, da die Patientin im Gespräch angab keine Erinnerungen mehr an die Tat zu haben. Die Therapeutin fürchtete, dass, wenn sie die Situation zu lange laufen lässt, von der Patientin keine Rückmeldungen mehr gegeben werden können. Dabei passierte Folgendes.

Fallbeispiel 12: PTBS – Vergewaltigung, Überschreibung vor dem Höhepunkt der Anspannung

Die junge Charlotte beschreibt, wie sie die Treppe zur Wohnung des Täters hinaufgeht, sie stehe vor der Wohnungstür. Aus Angst und Vorahnung entfernt sie sich wieder ein Stück von der Tür, sie wisse ja bereits, wie er sei. Auf die Frage der Therapeutin, ob sie an die Tür klopfen möchte, erklärt die junge Charlotte: »Nicht wirklich, aber ich will meine Bücher haben. Er öffnet die Tür und grinst mich hässlich an«. Die Patientin könne das Gesicht des Mannes nicht beschreiben, sie sehe nur die Form von Augen. Er mache die Tür auf und sei einen Schritt auf sie zu gekommen. Er gebe an ihre Bücher zu holen, sei aber mit einem Messer wiedergekommen und habe gesagt: »Komm rein.« Die junge Charlotte spürt einen Stich im Herzen. Die Therapeutin fragt: »Wie verhalten Sie sich jetzt, wo Sie das Messer sehen?« Die junge Charlotte sei starr und könne es nicht glauben. Der Mann dreht sich zur Tür und schließe sie ab. Er käme wieder auf sie zu und sage: »Zieh dich aus!« Die junge Charlotte sagt wiederholt »Nein«. »Ich habe so Angst« berichtet sie. Sie muss sich ausziehen und schämt sich. »Bitte nicht, bitte lass mich gehen«, flüstert die junge Charlotte wiederholt. Sie sagt mehrfach in der Stimmlage des Mannes: »Ich habe doch gesagt, ich krieg dich.« Auf die Frage, was sie jetzt tue, antwortet die Patientin, dass sie sich langsam ausziehe. Der Mann steht daneben und grinst sie hässlich an. »Wie geht es weiter?« fragt die Therapeutin. Die Patientin schüttelt den Kopf und schweigt. Auf erneutes Nachfragen sagt die Patientin: »Ich weiß nicht mehr wie« und nimmt ihre Hände vor das Gesicht. »Bleiben Sie noch drin; das Gefühl, ganz große Scham und Angst, ja?«, sagt die Therapeutin. »Und dann hört die Erinnerung bei Ihnen auf, oder?«, fragt die Therapeutin und die Patientin stimmt zu. Sie hält sich weiterhin die Hände vor das Gesicht und erklärt angespannt, er stehe noch immer vor ihr. Sie sei dabei sich auszuziehen, sagt die Patientin leise und weint. »Sollen wir hier das Bild mal anhalten?« fragt die Therapeutin. Die Patientin antwortet mit einem zustimmenden Geräusch. Die Therapeutin fragt, ob sie da als heutige erwachsene Frau M. die Situation betreten könne, die Patientin verneint: »Nein, ich habe viel zu große Angst«, erklärt sie. »Jemand kommt und klopft«, sagt die Patientin schnell und aufgeregt. Auf die Frage, wer da klopfe, berichtet die Patientin: »Weiß ich nicht …, wenn Sie [die Therapeutin] da kommen und klopfen. Richtig dolle an die Wand klopfen, klopfen, klopfen; klopfen Sie mal!«. »Ich klopfe an die Tür, ich mache da richtig Lärm, die wackelt, die Tür«, erklärt die Therapeutin. »Krach, Krach, Krach, er muss jetzt aufmachen, er muss aufmachen«, wiederholt die Patientin weiterhin in ihre Hände. Sie schüttelt mehrfach den Kopf. Die Therapeutin fragt, ob sie noch die Polizei dabeihaben soll. Die Patientin verneint, sie selbst habe Angst vor der Polizei. »Einen großen kräftigen Mann, einen ganz großen, kräftigen Mann«, antwortet die Patientin schnell. Dieser trete die Tür ein.

57

»Die Tür geht nicht auf« krächzt die Patientin und fängt an zu zittern. »Wie kriegen wir die Tür da jetzt auf?«, hakt die Therapeutin nach. Die Patientin beruhigt sich ein wenig, schweigt und reagiert nicht mehr. »Ich gehe raus, die Tür ist offen«, verkündet sie schließlich. Der starke Mann und die Therapeutin hätten die Tür aufgemacht und würden den Mann festhalten und ihn daran hindern, der jungen Charlotte zu folgen. »Wie fühlen Sie sich denn?«, möchte die Therapeutin wissen. »Ich habe es geschafft«, erklärt die junge Charlotte. Ihre Stimme klingt ruhiger: »Ich bin weg, ich bin da raus«. Die heutige erwachsene Frau M. ist jetzt bei der jungen Charlotte. »Sie schämt sich, die Charlotte von damals. Muss die sich schämen?«, fragt die Therapeutin. Auf Bitte der Therapeutin hin sagt Frau M. zur jungen Charlotte: »Ich weiß, dass du dich schämst, du musst dich aber nicht schämen. Du hast das doch nicht freiwillig gemacht, er hat es von dir verlangt.« Die Therapeutin fasst zusammen, dass die junge Charlotte sich nicht falsch verhalten hat. Die Patientin weint und sagt, sie wolle nicht mehr. Die junge Charlotte steht dort wie ein »Häufchen Elend«, ängstlich und erniedrigt. Die Therapeutin schlägt vor, dass Frau M. mit der jungen Charlotte an einen anderen Ort geht. »Zu der Elli gehen, die wohnt gleich dahinter«, schlägt die junge Charlotte schließlich vor. Elli umarmt Charlotte, was ihr guttut. Sie steht nicht mehr dort wie ein »Häufchen Elend«. Sie ist traurig, weil sie es zugelassen hat. »Es hätte viel schlimmer ausgehen können«, erwidert Elli und die Therapeutin ergänzt: »Sie haben nichts falsch gemacht.« Die junge Charlotte fühlt sich nicht besser, sie müsse sich das selbst sagen, was sie schließlich tut: »Es war das Beste, was du gemacht hast, auch, wenn es für dich eklig war. Auch, wenn es für dich erniedrigend war. Du bist doch noch da. Der Schmerz war groß, aber das Leben ist besser«. Die junge Charlotte habe keine Angst mehr und fühle sich besser. Die Patientin nimmt ihre Hände wieder vom Gesicht.

Im Anschluss an die Übung berichtet die Patientin: »Da ist etwas weg. Da ist von innen ziemlich viel raus. In der Mitte, unterhalb vom Brustbein, habe ich etwas wie ein Loch, da ist etwas raus. Ich fühle mich total schwer, aber auch total erleichtert. Wenn ich mich nicht total schwer fühlen würde, könnte ich wegfliegen. Weil was weg ist. Hier drinnen [die Patientin zeigt auf ihren Brustkorb] ist was weg, als hätte sich was ausgeleert. Das hatte ich noch nie gehabt. Ich bin bei der Elli, ich bin in Sicherheit, ich bin da raus. Aber dadurch, dass ich jetzt am Anfang schon aus der Situation bin, habe ich das Gefühl, dass mir nie wehgetan worden ist.« Die Therapeutin erklärt, dass sie an dieser Stelle die Überschreibung eingeleitet hat, da sie den Eindruck hatte, dass die Patientin keine weiteren Erinnerungen an die Situation hatte. Daraufhin berichtet die Patientin, dass sie noch weitere Erinnerungen habe, und schildert diese.

Ob in dem Fallbeispiel die Überschreibung am Moment der höchsten Erwartung an das bevorstehende Ereignis eingeleitet wurde, ist unklar. Laut Patientin handelte es sich nicht um den Moment der höchsten Anspannung. Dennoch berichtet die Patientin davon, dass die Übung einen positiven Effekt auf sie hatte und sie in ihrem Körper danach eine Veränderung wahrnehmen konnte. Dies ist ein Beispiel dafür, wie komplex aversive Erfahrungen sein können und dass es um unterschiedliche emotionale Bedürfnisse gehen kann. In dieser Situation wurde zunächst das Bedürfnis nach Sicherheit befriedigt; hinsichtlich der theoretischen Überlegungen zum Punkt der Überschreibung vielleicht etwas zu früh. Der größte der Teil der Überschreibung widmete sich jedoch dem Gefühl von Schuld und Scham, welchem mit Validierung entgegnet wurde. Wenn man sich nun wieder das Fallbeispiel zu Beginn dieses Kapitel in Erinnerung ruft, welches einige Sitzungen nach dieser ersten Überschreibung stattgefunden hat, lässt sich unschwer erkennen, dass die Patientin mit weniger Anleitung selbstständiger die unbefriedigten Bedürfnisse bearbeiten konnte und die Scham für sie an Relevanz verloren hat.

Aktivierung aller aversiven Elemente

Hierbei geht es darum, wie ausführlich die Exploration der aversiven Elemente einer Situation in der Evokationsphase gehalten werden sollte. Brewin und Kollegen postulieren, dass die Kontextualisierung aller aversiven Elemente zu einem vollständigeren Bild und einer besseren Gedächtnisrepräsentation führt. Wie bereits bei den Wirkmechanismen diskutiert geht Brewin von der Annahme aus, dass eine neue, positive Gedächtnisrepräsentation geschaffen wird und diese um den Abruf mit der Ursprünglichen konkurriert (Brewin et al., 2010). Dies wird gestützt durch eine Studie von Dibbets und Arntz (2016), in der bei einer gesunden Stichprobe von 100 Probanden ein Trauma mittels eines Films induziert wurde. Im Anschluss wurden die Probanden unterschiedlichen Behandlungsbedingungen zugewiesen, wobei die eine Imagery Rescripting der aversiven Szenen und die andere Imagery Rescripting ohne aversive Szenen beinhaltete. Die Ergebnisse legen nahe, dass die Aktivierung und Überschreibung aller aversiven Elemente zur Reduktion von Intrusionen führten.

Erfahrungen aus der klinischen Praxis sprechen dafür, die Detailliertheit der Exploration bzw. die Exploration aller aversiven Elemente und somit die Länge der Evokationsphase individuell auf den Patienten abzustimmen. Wenn Patienten über ein ausgeprägtes Imaginationsvermögen verfügen und bereits nach wenig Exploration starke Emotionen empfinden, die sie merklich belasten, kann aus therapeutischer Sicht ein Wiedererleben aller aversiven Elemente zum Abbruch der Übung bis hin zur Dekompensation des Patienten führen. Diese Belastung zeigt sich auch auf nonverbaler Ebene, z. B. durch Zittern der Hände oder lange Antwortpausen. Es ist jedoch auch denkbar, dass aufgrund einer zu kurzen bzw. nicht umfangreichen Exploration relevante Informationen verloren gehen und nicht ausreichend Emotionen evoziert werden. Hier bietet es sich an, auf die Nachvollziehbarkeit der Gedanken und Emotionen in der jeweiligen Situation zu achten und ggf. nachzufragen. Sollte nach der Durchführung auffallen, dass wesentliche Aspekte unbenannt blieben, kann dies in einem weiteren Durchgang nachgeholt werden.

Gewalttätige Überschreibung

Einige (mit der Technik eher unerfahrene) Therapeuten schrecken davor zurück, den Patienten gewalttätige Rachefantasien an den Antagonisten ausleben zu lassen, da sie befürchten, dass die Patienten dies in der Realität umsetzen könnten. Weder in der Forschung noch aus klinischer Erfahrung kann diese Befürchtung bestätigt werden. In einer experimentellen Studie wurden einer gesunden Stichprobe von 46 Probanden drei Filmsegmente mit zwischenmenschlicher Gewalt gezeigt. Im Anschluss an jeden Film wurde eine von drei Imaginationstechniken angewandt: Imagery Rescripting mit gewalttätiger Rache, Imagery Rescripting ohne Gewalt oder eine »Sicherer Ort«-Imagination. Gewalttätige Rache führte nicht zu einem Anstieg aggressiver Emotionen, zeigte aber auch keine besseren Ergebnisse im Vergleich zu nichtgewalttätigem Imagery Rescripting (Seebauer et al., 2014). Diese Ergebnisse sind nur eingeschränkt auf klinische Populationen zu übertragen, da es sich um eine gesunde Stichprobe handelte und keine autobiografischen Erinnerungen überschrieben wurden. Um diese Forschungslücke etwas zu schließen, wurde eine andere experimentelle Studie an Mobbingopfern durchgeführt. Eine studentische Stichprobe von 135 Probanden, welche eine kürzliche Mobbingsituation (innerhalb der letzten sechs Monate) berichteten, wurde angeleitet, diese durch eine der folgenden drei Optionen zu überschreiben: Vergebung, Vermeidung oder Rache. Es zeigte sich unmittelbar nach der Überschreibung ein signifikanter Rückgang von negativem Affekt in den Bedingungen Vergebung und Vermeidung. Zudem zeigte sich ein signifikanter Rückgang von positiven Selbstbewertungen in der Rache-Bedingung. Die Imagination von Vergebung zeigte sich als stressvoller als die von Rache oder Vermeidung. Diese Ergebnisse sind auf die unmittelbaren Messungen nach der Imagination limitiert und lassen keine Aussagen über Langzeiteffekte zu (Watson et al., 2016).

In der klinischen Praxis hat sich gezeigt, dass insbesondere bei frühen Kindheitstraumata es dem Patienten (unabhängig davon wie »groß und stark« er heute ist) weniger gelingt Distanz zu seinem Vulnerablen- bzw. Kindlichen-Selbst zu schaffen und sich dem Täter als Erwachsenes-Selbst entgegenzustellen. Häufig werden in der Überschreibung daher Helfer (z. B. Polizisten) hinzugezogen, welche als mächtiger als der Täter erlebt werden.

Patienten, welche in der Imagination selbst gewalttätig gegen den Antagonisten vorgingen, können sich in der Nachbesprechung erschrocken über das Ausmaß an Aggression zeigen, welches sie in der Übung gezeigt haben.

Die folgenden Fallbespiele beschreiben, wie Patienten gewalttätige Rache an den Antagonisten verübten, und ihre anschließenden Äußerungen dazu in der Nachbesprechung.

Fallbeispiel 13: Gewalttätige Überschreibung – Rache gegenüber der Arbeitskollegin

> Eine Patientin berichtet von übler Nachrede am Arbeitsplatz. Eine Arbeitskollegin habe das Gerücht verbreitet, dass die Patientin eine Liebesaffäre mit dem Vorgesetzten habe. Durch schnelles Eingreifen des Vorgesetzten konnte die Situation geklärt werden und der Patientin wurde auch durch ihre anderen Kollegen vermittelt, dass sie auf ihrer Seite stehen. Dennoch erlebte die Patientin es als derart belastend ein Opfer zu sein, dass sie sich krankschreiben lassen wollte, um dem Konflikt mit der Arbeitskollegin aus dem Weg zu gehen. Im Imagery Rescripting stellt sich die Patientin die Situation vor, in der die Kollegin auf dem Flur steht und die Anschuldigung äußert. Die Patientin beschreibt die Situation

hinsichtlich der fünf Sinne und der vier Komponenten folgendermaßen: Gedanken: »Blöde Kuh«, Verhalten: Ich bin ganz ruhig, Gefühl: Anspannung, Körperempfindung im Bauch. Die Patientin kann in dieser Situation die Wut nicht benennen. Statt aus der Situation zu flüchten wird die Patientin angeleitet, das Gespräch mit der Kollegin zu suchen. Die Patientin möchte, dass die Kollegin die Situation richtig stellt und das Gesagte zurück nimmt. Die Kollegin grinst nur in der Vorstellung. »Lassen Sie die Wut raus«, leitet die Therapeutin an. Die Patientin wird lauter und nimmt Nadel und Faden, um ihr den Mund zuzunähen. Die Patientin verlässt die Situation und grinst: »Das fühlt sich schön an. Ich bin nicht mehr wütend.«

Die Patientin berichtet in der Nachbesprechung einen Unterschied im Körper gespürt zu haben und dass es angenehm war, in der Vorstellung die Wut rauslassen zu können. Sie habe das Bild noch vor Augen. »Ich glaube, wenn ich sie [die Arbeitskollegin] das nächste Mal sehe, werde ich grinsend an ihr vorbei gehen, wenn ich das Bild vor Augen habe.«

Fallbeispiel 14: Gewalttätige Überschreibung – Straftäterin mit aggressiven Impulsen

In diesem Fallbeispiel handelt es sich um eine Straftäterin, welche aggressive Impulse bei sich verspürt, jedoch keine Gewaltstraftäterin ist und sich jederzeit als absprachefähig zeigte. In Gesprächen schilderte die Patientin immer wieder Unzufriedenheit über die Beziehung zum Ex-Mann. Durch Externalisierung kam es zu einer Aktivierung der Denkverzerrungen und einer Übergeneralisierung (»Die Welt ist scheiße«). Durch ein reines Gespräch war es der Patientin nicht möglich diesen Kreislauf zu durchbrechen, daher wurde zur Modifizierung der kognitiven Verzerrung in der Imagination eine konkrete Situation mit dem Ex-Mann aufgegriffen. In der Situation findet ein Familientreffen statt. Die Patientin möchte für eine gute Stimmung sorgen, macht Witze und gibt sich gesellig. Ihr Ex-Mann wertet die Patientin ab, verdreht die Augen und gibt bissige Kommentare in ihre Richtung. Die Patientin fühlt sich traurig und zieht sich zurück. In der Überschreibung benennt die Patientin als Beobachter-Selbst, dass sie wütend auf den Ehemann ist. Zudem sieht sie, dass ihr Vulnerables-Selbst traurig ist. Sie möchte als heutiges Beobachter-Selbst die Situation betreten und die Wut am Ex-Mann auslassen. Die Patientin berichtet, dass sie ihren Ex-Mann »grün und blau schlägt«. Im Anschluss wendet sich das Erwachsene-Selbst dem Vulnerablen-Selbst zu und validiert sein Gefühl von Trauer. In der Nachbesprechung berichtet die Patientin, dass sie sich entspannt und erleichtert fühlt. Sie zeigt sich aber auch erschrocken über das Ausmaß ihrer Aggressivität, welches sie in der Imagination gezeigt hat (»So will ich nicht sein«). Es kann nachbesprochen werden, welche Schritte die Patientin frühzeitig einleiten kann, um für ihre Bedürfnisse einzutreten, damit sie gegenüber niemandem solche Wut und Aggression empfinden muss.

Dieses Beispiel zeigt, dass auch Patienten, für die Aggression in einer bestimmten Weise ein Thema ist, durch Imagery Rescripting nicht zwangsläufig gewalttätiger werden, sondern auch hier eine differenzierte Wahrnehmung von Aggression vorliegen kann.

Akteur: aktive versus passive Überschreibung

Aktive Überschreibung bedeutet, dass der Patient als heutiges Erwachsenes-Selbst selbst die Situation betritt und verändert. Passive Überschreibung meint, dass der Therapeut oder ein Helfer die Situation betritt und verändert. In einer Studie von Siegesleitner und Kollegen wurde an einer gesunden Stichprobe (N = 100) mittels eines Films ein Trauma induziert und die Probanden wurden unter anderem einer aktiven oder passiven Imagery-Rescripting-Gruppe zugewiesen. In der aktiven Imagery-Rescripting-Gruppe sollten sich die Probanden vorstellen, wie sie selbst Teil des Films sind und ihn verändern. In der passiven Imagery-Rescripting-Gruppe sollten Helfer die Handlung verändern. Es zeigte sich kein Unterschied im Behandlungserfolg zwischen den beiden Gruppen, aber passives Imagery Rescripting wurde als weniger belastend erlebt (Siegesleitner et al., 2020).

Diese Ergebnisse lassen sich nur eingeschränkt auf klinische Stichproben übertragen. Es ist fraglich, ob dysfunktionale Grundüberzeugungen aktiviert werden, wenn es sich nicht um eine autobiografische Erfahrung handelt. In einer nicht veröffentlichten Sekundäruntersuchung aus dem vorab beschriebenen Prüfungsangstprojekt fanden sich jedoch ähnliche Ergebnisse – folglich kein Zusammenhang zwischen dem Akteur und dem Behandlungsergebnis. Untersucht wurde bei 63 Patienten das erste Imagery Rescripting im Behandlungsverlauf. Hierbei ist jedoch anzumerken, dass in 85,7 % der Fälle zunächst das Erwachsene-Selbst des Patienten handelte und in 54 % der Fälle den wesentlichen Handlungsanteil an der Überschreibung hatte. Auf Helfer entfiel ein Anteil von 19 % und auf Therapeuten lediglich 8 %. Es handelt sich hier zwar um aversive, biografische Erfahrungen, die überschrieben wurden, jedoch auch um eine größtenteils funktionale, studentische Stichprobe mit vielen Ressourcen. Dies kann ein Grund für die ungleiche Verteilung der Gruppen sein und schränkt somit die Generalisierbarkeit der Ergebnisse auf andere Populationen ein.

Aus klinischer Sicht würde man erwarten, dass eine aktive Überschreibung zu besseren Ergebnissen führt. Wenn der Patient selbst eine schwierige Situation bewältigt, kann dies die Erfahrung von Kontrolle erhöhen und die Selbstwirksamkeit stärken. Die vorliegenden Ergebnisse sprechen möglicherweise dafür, dass ebenfalls die Erfahrung von Selbstwirksamkeit gemacht werden kann, wenn stellvertretend vertraute Helfer oder der Therapeut, im Gegensatz zum Erwachsenen-Selbst des Patienten, handeln und während des Imagery Rescripting die Kontrolle übernehmen.

Sollte sich der Therapeut die Situation auch vorstellen?

Bis dato sind keine Studien bekannt, die diese Fragestellung direkt adressieren. Zur indirekten Beantwortung können Studien zur physiologischen Synchronie herangezogen werden. Wie bereits erläutert führt Imagination zu einer emotionalen

Aktivierung innerhalb des Patienten, die auch auf physiologischer Ebene erkennbar ist. Es ist anzunehmen, dass, wenn der Therapeut sich die Situation ebenfalls vorstellt, dies zu einer emotionalen Aktivierung bei ihm führt, welche ebenfalls physiologisch abgebildet werden kann. Physiologische Synchronie beschreibt die zeitgleiche emotionale Aktivierung zwischen Patient und Therapeut. Mehr zur physiologischen Synchronie findet sich in Kapitel 3.2 (▶ Kap. 3.2).

Eine niedrige physiologische Synchronie zwischen Patient und Therapeut bildet zunächst eine ungleiche physiologische bzw. emotionale Aktivierung ab. Dies kann dafür sprechen, dass der Therapeut sich nicht in die Situation und folglich in die emotionalen Bedürfnisse des Patienten hineinversetzt. Dies wäre nicht nur für das Imagery Rescripting, sondern auch für die gesamte Therapie als ungünstig zu bewerten.

Bei hoher physiologischer Synchronie gibt es zwei mögliche Fälle. Entweder sind Patient und Therapeut zeitgleich stark emotional aktiviert oder zeitgleich wenig emotional aktiviert. Eine zu hohe Synchronie bei starker Emotionalität kann hinderlich sein, da es dann dem Therapeuten nicht mehr möglich ist, emotional stabil auf die Emotionen und Bedürfnisse des Patienten einzugehen. Es kann somit zur Co-Dysregulation kommen. Ebenso kann hohe Synchronie bei geringer Emotionalität ebenfalls ungünstig sein. Imagery Rescripting als emotionsfokussierte Technik ist darauf ausgelegt Emotionen zu aktivieren. Wenn dies bei Patient und Therapeut nur in geringem Maße möglich ist, sollte hinterfragt werden, ob das Bild ausreichend plastisch geschaffen werden konnte oder ob die Situation insgesamt geeignet ist. Diese Annahmen bestätigen sich durch eine Studie, bei der zeitgleich zur physiologischen Synchronie die emotionale Verarbeitung des Patienten durch externe Rater bestimmt wurde. Dabei zeigte sich, dass eine moderate physiologische Synchronie in Zusammenhang mit einer tieferen emotionalen Verarbeitung seitens des Patienten steht als eine zu hohe bzw. eine zu niedrige physiologische Synchronie (Uhl et al., 2023).

Förderlich für die Wirksamkeit von Imagery Rescripting ist eine vom Therapeuten ausgehende Regulierung des emotionalen Zustandes des Patienten. Der Therapeut ist angehalten sich die Situation vorzustellen, um die emotionalen Bedürfnisse des Patienten zu durchdringen, sich aber nicht zu stark durch die Emotionalität des Patienten beeinflussen zu lassen, sondern seine Rolle als Anleiter selbst emotional bzw. physiologisch zu behalten (Prinz et al., 2021).

Sollte der Therapeut auch die Augen schließen?

Diese Frage greift in gewisser Hinsicht Prozesse aus der vorangegangenen Frage auf und auch hier finden sich keine empirischen Untersuchungen. In einer nicht veröffentlichten Auswertung aus dem beschriebenen Prüfungsangstprojekt zeigte sich kein Unterschied zwischen offenen und geschlossenen Augen. Jedoch verbesserten sich Patienten, deren Therapeuten während des Imagery Rescripting in ihren Unterlagen blätterten, weniger als Patienten, bei denen der Therapeut dies nicht tat. Dies kann dahingehend interpretiert werden, dass, um sich in den Patienten hineinzufühlen und seine emotionalen Bedürfnisse zu verstehen, geschlossene Augen nicht essenziell sind. Relevant ist, dass der Therapeut mit seiner vollen Aufmerksamkeit bei dem Patienten ist. Ein durchgehendes Schließen der Augen könnte aus klinischer Sicht auch ungünstig sein. Wenn ein Therapeut die Augen geschlossen hat, entgehen ihm nonverbale Zeichen, beispielsweise Zittern, auf dem Stuhl wippen oder mit den Händen auf den Beinen reiben. Diese können wesentliche Hinweise für den Belastungsgrad des Patienten darstellen und dem Patienten zur Regulation von Emotionen dienen.

5.4 Mögliche Schwierigkeiten und deren potenzielle Lösungswege

Was, wenn die Affektbrücke nicht funktioniert?

Vorneweg sei gesagt, dass eine Affektbrücke nicht immer funktioniert. Dies kann unterschiedliche Gründe haben. Möglicherweise wurde der Affekt nicht deutlich genug herausgearbeitet und der Patient geht zu verkopft an die Sache heran. In diesem Fall kann eine stärkere Fokussierung auf den Affekt helfen. Denkbar sind auch andere Blockaden, wie ein mangelndes Gefühl von Sicherheit in der therapeutischen Beziehung oder im therapeutischen Setting. Dies bedarf einer Klärung abseits des Imagery Rescripting. Während des Imagery Rescripting kann diesem Problem dahingehend begegnet werden, dass in die Ausgangssituation zurückgekehrt wird.

> **Beispielsatz:**
>
> »Sollte keine andere Situation vor Ihrem inneren Auge entstehen, lassen Sie uns wieder zurück in die Ursprungssituation gehen.«

Durch die emotionale Aktivierung während des Imagery Rescripting ist es bei den meisten Patienten zu beobachten, dass bis zur nächsten Sitzung Erinnerungen mit ähnlichen Affekten aktiviert werden. Von Patienten wird somit häufig selbstständig eine Affektbrücke in der Zeit zwischen den Sitzungen durchgeführt. Dies ist vollkommen normal und basiert darauf, dass Emotionen innerhalb einer Struktur von neuronalen Repräsentationen stark vernetzt sind (Holmes & Mathews, 2010). Hier bietet es sich an, die vom Patienten berichteten Situationen aufzugreifen, zu besprechen und ggf. weitere Imagery Rescriptings dazu durchzuführen.

Was, wenn der Patient keine Situation vor seinem inneren Auge sieht?

Einigen Patienten fällt es schwer sich eine Situation vorzustellen. Es kann dem Patienten helfen, wenn mehr Zeit in die Exploration und Evokation der Sinneseindrücke investiert wird. Auch können diese Patienten davon profitieren, wenn der Therapeut verstärkt Gesprächsführungstechniken anwendet. Für mehr Einzelheiten über Gesprächsführungstechniken sei auf den Abschnitt am Ende dieses Kapitels verwiesen (▶ Kap. 5.5).

Alternativ kann eine Situation auch über die Körperempfindungen betreten werden. Im nachfolgenden Fallbeispiel konnte sich eine Patientin eine erst kürzlich vergangene Situation nicht vorstellen, konnte aber über eine Affektbrücke in eine weiter zurückliegende Situation geführt werden.

Wie im Abschnitt zu missglückten Affektbrücken bereits beschrieben, kann es auch hier der Fall sein, dass andere Ursachen für die Blockade verantwortlich sind, wie eine nicht tragfähige therapeutische Beziehung oder eine Emotionsvermeidung seitens des Patienten. Dies sollte auf rücksichtsvolle Weise abseits des Imagery Rescripting thematisiert werden.

Fallbeispiel 15: Affektbrücke – Einsamkeit

Ein 40-jährige Patientin wird eingeladen die Augen zu schließen und sich in eine Situation aus der vergangenen Woche zu begeben, als sie einen Kleiderschrank aufbaute und starke Gefühle von Hilflosigkeit verspürte. Der Patientin gelingt es nicht die Situation vor ihrem inneren Auge auftauchen zu lassen. »Okay, das macht nichts. Sie haben vorhin von Ihren Körperempfindungen gesprochen, als Sie im Badezimmer waren, als es Ihnen nicht gut ging. Wo haben Sie das im Körper gespürt?«, fragt die Therapeutin. Die Patientin gibt an, dass sie einen stechenden Schmerz im Bauch hatte, der immer stärker wurde, bis zur Atemnot. »Haben Sie die Kurzatmigkeit gespürt? Sie waren kurzatmig, hatten diesen stechenden Schmerz, den Sie kaum aushalten konnten. Wenn Sie sich jetzt nur mal auf dieses Körpergefühl konzentrieren, wie sich das angefühlt hat. Vielleicht gelingt es Ihnen, wenn Sie sich nur darauf konzentrieren, diese Kurzatmigkeit, diesen schnellen Atemzügen, diesen Schmerz, den Sie kaum noch aushalten. Wenn Sie jetzt von dem Hier und Jetzt Abstand nehmen und nur noch auf diesen Schmerz schauen, vielleicht taucht dann eine Situation auf, in der Sie diesen Schmerz ebenso gespürt haben, in der er genauso stark war«, fährt die Therapeutin fort. Die Patientin schweigt. »Sehen Sie dabei irgendetwas? Es ist auch okay, wenn es nur unscharf ist, keine konkrete Situation«, hakt die Therapeutin nach. Nach weiterem Schweigen berichtet die Patientin, dass sie jetzt auch noch einen komischen Geschmack im Mund hat, etwas, das wie Rost schmeckt. »Dieser Rostgeschmack, dieser Schmerz, dieser stechende Schmerz und die schnelle Atmung«, fasst die Therapeutin zusammen. »Sieht Ihr inneres Auge nur Schwarz oder ist da eine Farbe?«, fragt die Therapeutin. Die Patientin gibt an, dass es nur schwarz ist und sie ganz allein ist mit diesem Geschmack; kein Geruch, keine Geräusche, aber ein Kribbeln auf der Haut. »Dieser Rostgeschmack. Gibt es da eine Situation, die Ihnen in den Sinn kommt?«, fragt die Therapeutin. Die Patientin beginnt von einer Situation zu berichten, in der sie dies zum ersten Mal bewusst erlebt hat. »Da war immer dieser Rostgeschmack und ich hatte Angst. Es war kalt und ich war allein in der Wohnung«, berichtet die Patientin. Die Therapeutin fährt fort: »Wenn wir Sie jetzt in diese Situation bringen könnten. Zurück in diese Wohnung, mit diesem Rostgeschmack. Was sehen Sie da direkt vor sich?« Ab hier gelingt es der Patientin sich die Situation vorzustellen und zu überschreiben.

Sollte es nicht möglich sein mit dem Patienten eine Situation in der Vorstellung aufzusuchen, kann in einer Nachbesprechung gemeinsam nach möglichen Gründen gesucht werden, wie beispielsweise starkes Vermeidungsverhalten. Um eine mögliche Erwartungsangst und Vermeidungsverhalten zu reduzieren, kann es hilfreich sein das Imagery Rescripting spontan einzuleiten. Der Patient kann auch ermutigt werden, allmählich seine Vermeidung abzubauen, indem er zwischen der belastenden Situation und dem inneren sicheren Ort wechselt.

Beispielsatz:

»Sobald Sie bemerken, dass es Ihnen zu viel wird, teilen Sie mir dies bitte mit und wir gehen gemeinsam an Ihren sicheren inneren Ort. Sobald Sie sich dann wieder in der Lage fühlen den sicheren inneren Ort zu verlassen, werden wir dies tun.«

Aus klinischer Erfahrung heraus hat es sich als hilfreich erwiesen, nicht mit der am belastendsten Situation zu starten, sondern zunächst mit einer moderat belastenden Situation, da die Wahrscheinlichkeit einer geglückten Überschreibung dadurch erhöht ist und der Patient erste positive Erfahrungen mit der Technik sammeln kann.

Was, wenn der Patient zu stark auf die Korrektheit der Details fokussiert ist?

Fallbeispiel 16: Stressvoll erlebter sicherer Ort

Eine Studierende mit Prüfungsangst beschrieb in ihrer »Sicherer Ort«-Imagination, dass sie unter einem Apfelbaum sitzt. Auf Nachfrage wie der Baum aussehe wurde die Studierende zunehmend unruhig. Sie bemerkte, dass sie nicht weiß, wie ein Apfelbaum aussieht und dysfunktionale Gedanken kamen auf (»Jetzt weiß ich nicht mal, wie ein Apfelbaum aussieht. Was weiß ich denn überhaupt?«).

Es geht nicht um die Genauigkeit von Angaben, sondern darum Emotionen zu evozieren, um emotionale Bedürfnisse herauszuarbeiten und zu befriedigen. Dies sollte dem Patienten auch wiederholt mitgeteilt werden. Einige Patienten können sich an der historischen Genauigkeit von Details aufhalten (z. B. welche Farbe ein bestimmtes Kleidungsstück tatsächlich hatte). Hier kann der folgende Beispielsatz helfen. Dieser Satz kann im Rahmen der Anleitung direkt schon zu Beginn der Übung mitgeteilt werden.

> **Beispielsatz:**
>
> »Es geht nicht darum, wie es damals tatsächlich aussah, sondern darum, wie es jetzt in Ihrer Vorstellung aussieht.«

Was, wenn der Patient noch vor der Überschreibung abbricht?

Bei stark belasteten Patienten kann es vorkommen, dass die Situation als derart belastend erlebt wird, dass sie noch vor der Überschreibung abbrechen. Dies ist eher ungünstig, da bei dem Patienten weiterhin der Eindruck bestehen kann, dass er die Situation nicht aushalten könne. Der Patient kann keine korrigierende Erfahrung machen und mit einer positiveren Emotion die Situation verlassen. Hier kann es helfen, sich vom Patienten während der Evokationsphase wiederholt Rückmeldungen zu seinem Belastungsgrad einzuholen und ihn zu bitten, im Falle extremer Belastung dies dem Therapeuten mitzuteilen und gemeinsam die Situation zu verlassen bzw. zu unterbrechen.

> **Beispielsatz:**
>
> »Wenn Sie merken, dass die Situation sehr unangenehm wird, und Sie den Eindruck haben Ihre Emotionen nicht länger aushalten zu können, bitte ich Sie mir dies mitzuteilen. Wir können dann gemeinsam Ihren sicheren inneren Ort aufsuchen.«

Einige Patienten tendieren dazu längere Gesprächspausen zu nehmen. Um als Therapeut durchgehend die Kontrolle über das Imagery Rescripting zu bewahren, sollten diese Pausen durch Rückmeldungen unterbrochen werden: »Was passiert gerade?«, »Wo sind Sie gerade?«.

Sollte es zu einem Abbruch seitens des Patienten noch vor der Überschreibung kommen, muss dies wohlwollend nachbesprochen werden. Hier kann es helfen die Technik erneut zu erklären und das Vorgehen beim nächsten Versuch zu besprechen.

> **Beispielsatz:**
>
> »Es tut mir leid, aber ich habe nicht gemerkt, dass Sie so belastet sind, dass Sie die Situation sofort verlassen möchten. Wie können wir dies beim nächsten Mal verhindern?«.

Auch kann es hilfreich sein zunächst mit einer weniger belastenden Situation zu beginnen, bei der eine geglückte Überschreibung wahrscheinlich ist. Dadurch gewinnt der Patient einen Eindruck von der Technik und kann erste Erfolge für sich verzeichnen.

Was, wenn der Patient nicht als Erwachsenes-Selbst die Situation verändern kann und auch keinen Helfer findet? Gibt es ungeeignete Helfer?

Zunächst sei darauf verwiesen, dass es nach dem aktuellen Forschungsstand keinen Unterschied in der Wirksamkeit zu machen scheint, ob der Patient selbst die Situation betritt oder Helfer (z. B. Therapeut oder Polizei) hinzuzieht. Die Wahl geeigneter Helfer sollte in erster Linie dem Patienten überlassen werden. Im Optimalfall gelingt es ihm während des Imagery Rescripting einen für sich passenden Helfer hinzuzunehmen und die Situation positiv zu überschreiben. Dies ist Patienten jedoch nicht immer möglich. Daher kann zunächst ein Vorschlag seitens des Therapeuten erfolgen. Zusätzlich können in einer Nachbesprechung gemeinsame Überlegungen dazu angestellt werden. Die Wahl des Helfers ist situationsabhängig und sollte auf das unbefriedigte emotionale Bedürfnis abgestimmt sein.

Im Fallbeispiel zur Vergewaltigung von Charlotte M. geht es um Schutz. Während die Therapeutin Polizisten vorschlägt, lehnt die Patientin dies ab und imaginiert einen Hausmeister, der sie aus der Situation befreit. Wenn es um die Entmachtung des Antagonisten geht, bietet es sich an einen Helfer hinzuzunehmen, der »mächtiger« ist als dieser. Diese Macht kann sich in Form von körperlicher Stärke äußern, wie beispielsweise bei Polizisten. Es kann aber auch eine Macht in Form von Befugnissen sein, wie beispielsweise bei dem Hausmeister, der einen Schlüssel hatte.

Im nachfolgenden Fallbeispiel von Moritz S. geht es um die Bewältigung von Schulderleben und dem Bedürfnis nach Fürsorge. In diesem Fall kann ein Helfer, wie beispielsweise ein Polizist, wenig ausrichten. Zur Bearbeitung der Schuld wird eine Figur benötigt, die moralische Autorität verkörpert. Die Fürsorge bedarf einer liebevollen und wichtigen Bezugsperson.

Fallbeispiel 17: Schuld – Helferfiguren

> Der 28-jährige Moritz S. begibt sich in der Vorstellung in eine Kindheitssituation. Der junge Moritz kommt nach Hause und hört bereits einen Streit zwischen seiner Mutter und seinem Stiefvater. Er steht an der Tür und möchte am liebsten wieder weglaufen; er hat große Angst (»Gleich gibt es wieder Ärger!«). Seine Mutter kommt zu ihm und brüllt ihn an: »Warum bist du so spät dran? Du warst zum Essen nicht da. Immer gibt es nur Ärger mit dir.« »Ich mache alles falsch«, geht es dem jungen Moritz durch den Kopf und er versucht sich zu rechtfertigen. Er berichtet, dass er bei seiner Oma war und dort etwas gegessen hat. Die Mutter brüllt weiter: »Das kannst du einem anderen erzählen, das glaube ich dir nicht. Du wolltest noch nicht heim. Weil deine Oma dich immer so verwöhnt. Du bist ein verwöhntes Schwein. Wenn du so weiter machst, dann bist du schuld, wenn

ich sterbe. Dann kannst du mea culpa ausrufen.« Der junge Moritz steht wie gelähmt »Ich bin an allem schuld. Ich mache alles falsch. Am besten wäre ich nicht mehr hier. Meine Mutter hasst mich so sehr, dass sie mich am liebsten tot sehen würde.« In der Überschreibung lässt der Patient Gott die Situation betreten. Er gibt an, dass es Gott traurig macht, dies zu sehen. Gott hat die Menschen geschaffen, damit sie friedlich miteinander leben. Gott sagt zu seiner Mutter: »Wie kannst du es wagen, deinem Kind so etwas zu sagen? Du bist für dein Leben selbst verantwortlich.« Gott sagt zu dem jungen Moritz: »Jeder Mensch auf der Erde wird von mir geliebt und wurde von mir ausgesucht. Es gibt keinen, der nur da ist. Jeder Mensch wird gebraucht. Egal welches Aussehen, Haarfarbe oder Augen, dein Gesicht, alles habe ich vorherbestimmt. Jedes einzelne Detail kenne ich von dir und habe für dich ausgesucht. Weil ich möchte, dass du genauso hier bist. Deine Mutter oder sonst jemand kann nicht behaupten, dass du nichts wert bist. Für mich hast du sehr viel Wert. Weil ich wollte, dass du hier bist. Man soll Mutter und Vater ehren, aber manche Menschen haben so viele Probleme, dass sie die Menschlichkeit vergessen. Die Liebe in ihren Herzen erkaltet. Es hat sich so viel Hass dort breitgemacht, dass die Liebe keinen Platz mehr hat. Deine Mutter kann ihre Probleme nicht bewältigen und sucht die Schuld bei dir. Du hast nichts falsch gemacht.« Für den jungen Moritz ist es wichtiger, was Gott sagt, als das, was die Mutter sagt. Menschen irren, Gott nie. Dem jungen Moritz geht es besser und er verlässt die Wohnung. Er geht zurück zu seiner Oma und erzählt ihr, was passiert ist. Die Situation macht ihn traurig. Seine Oma sagt, dass das Verhalten der Mutter nicht richtig ist, so etwas sagt man nicht. Die Oma nimmt ihn in dem Arm und sagt ihm, dass sie ihn liebt »Du bist mein Lieblingsenkel. Ich bin froh, dass du da bist.«

Wenn wir uns an das erste Fallbeispiel von Charlotte M. aus diesem Buch zurückerinnern, geht es bei ihr um das Bedürfnis nach Gerechtigkeit oder Beistand durch die Eltern. In dem Fallbeispiel hat Charlotte M. als kleines Mädchen der Mutter erzählt, dass sie gesehen hat, wie sich ihr Vater an ihrer älteren Schwester vergangen hat. In der Überschreibung stellte sich die Patientin eine Mitarbeiterin des Jugendamtes vor, welche sich der jungen Charlotte zur Seite stellte und die Mutter zum Zuhören zwang. In dieser Situation ging von der Mutter keine unmittelbare Gefahr aus. Eine Überschreibung, in der die Polizei kommt und die Mutter abführt, wäre weniger passend gewesen. Es ging vielmehr darum, dass die Mutter der kleinen Charlotte Gehör schenkt, sie ernst nimmt und ihre Kinder vor dem Vater schützt. Als Helfer imaginierte die Patientin eine Mitarbeiterin des Jugendamtes. Diese übernahm stellvertretend diese Rolle. In der Behandlung von Charlotte M. war es nicht von Beginn an möglich die Mitarbeiterin vom Jugendamt zu imaginieren. Zunächst konnte die Patientin sich nur vorstellen, wie sie gemeinsam mit ihrer Schwester die Wohnung verlässt und in Sicherheit gebracht wird. Es kam zu der folgenden Nachbesprechung.

Fallbeispiel 18: Nachbesprechung Helferfigur

Die Therapeutin weist darauf hin, dass es der Patientin schwergefallen ist, einen Helfer zu imaginieren, und es auch ihr selbst nicht möglich war als heutige erwachsene Frau M. die Situation zu betreten. »Das ist ja auch sauschwer. Weil, wer soll der Frau was sagen?« »Wen gab es denn? Wen hatte Ihre Mutter respektiert?«, fragt die Therapeutin. »Nur meinen Vater«, entgegnet die Patientin, aber dieser ist offensichtlich ungeeignet dafür. »Wenn mein Großvater nicht so ein böser Mensch gewesen wäre, dann könnte ich den nehmen. Aber der ist auch nicht der Richtige, das funktioniert so alles nicht«, fährt die Patientin fort. Die Therapeutin gibt den Hinweis, dass es sich um keine reale Figur handeln muss, sondern jemand sein kann, den die Patientin als Kind gut fand, wie Superhelden. Relativ zügig berichtet die Patientin, dass sie den Vater einer Freundin als fürsorglichen Menschen wahrnahm. Die Therapeutin versucht erneut die Patientin von realen Menschen wegzuführen und fragt nach einem Idol in Kindheit und Jugend. Die Patientin antwortet, es gebe einen Sänger, einen Schauspieler und auch einen Politiker, von dem die Patientin als Kind die Vorstellung hatte, dass dieser das System bis hin zur ganzen Welt zusammengehalten hat. Es wurde vereinbart, dass die Hinzunahme dieser Helferfiguren in zukünftigen Imagery Rescriptings ausprobiert werden soll.

Trotz dieser Besprechung entschied sich die Patientin in den folgenden Imagery Rescriptings gegen einen dieser drei Kandidaten und erschuf stattdessen die Mitarbeiterin des Jugendamtes. Es ist möglich, dass die Nachbesprechung und Generierung möglicher Helfer die Patientin dazu befähigte in anderen Weisen an die Überschreibung heranzutreten und weniger stark auf reale Gegebenheiten zu achten. Dass dennoch keiner der drei vorbesprochenen Helfer zum Einsatz kam, spiegelt den situationsabhängigen Charakter von Imagery Rescripting wider und dass nur durch die Aktivierung von Emotionen passende Überschreibungen gefunden werden können.

Sobald die Fürsorge im Fokus steht, bieten sich eher Bezugspersonen als Helfer an. Allerdings birgt dies ähnlich wie beim sicheren Ort das Risiko, dass der Patient mit starker Trauer reagiert, wenn diese Personen nicht mehr in seinem Leben sind.

Fallbeispiel 19: Helferfigur löst Trauer aus

Eine 31-jährige Patientin schildert eine Situation aus ihrer Kindheit, in der sie gegen ihre erwachsene Tante im Schachspiel verloren hat und von ihrer Mutter dafür abwertende Kommentare einstecken musste. In der Überschreibung imaginiert die Patientin ihre Großmutter, welche zunächst die Mutter zurechtweist und im Anschluss der Patientin Trost und aufbauende Worte entgegenbringt. Gegen Ende der Überschreibung kippt die Stimmung der Patientin. Diese bricht in Tränen aus, da ihre Großmutter inzwischen verstorben ist. Im Anschluss an das Imagery Rescripting berichtet die Patientin, dass die Situation sich gelöster für sie anfühlt, und es wird gemeinsam überlegt, welche Eigenschaften der Großmutter sie auch bei sich finden kann.

Was, wenn das Erwachsene-Selbst nicht hilfreich in der Situation ist?

Das Erwachsene-Selbst beschreibt nicht nur den Patienten als Erwachsenen, sondern einen gesunden und positiven Selbstanteil des Patienten. Das gesunde Erwachsene-Selbst bildet sich in Situationen heraus, in denen die Bedürfnisse als Kind adäquat durch die Bezugspersonen befriedigt wurden. Es kann vorkommen, dass ein Patient über diesen Selbstanteil nicht oder nur bedingt verfügt. Der Patient kann dabei unterstützt werden diesen Selbstanteil aufzubauen, indem im Verlauf der Behandlung zunächst der Therapeut diese Rolle während des Imagery Rescripting übernimmt und zunehmend an den Patienten abgibt (Rafaeli et al., 2015).

Fallbeispiel 20: Bedürfnis nach Anerkennung – leistungsorientierter Vater

> Die 23-jährige Mia P. gelangt durch eine Affektbrücke in eine Kindheitssituation, in der sie von ihrem Vater die Unterschrift für eine schlechte Note einholen möchte. Sie hat Angst davor ihrem Vater die schlechte Note zu zeigen, befürchtet einen Wutausbruch und dass er (wie so oft) sich weigert schlechte Noten zu unterschreiben. Die Unterschrift des Vaters findet die junge Mia besonders schön und ist stolz, wenn er diese unter ihre Noten setzt; sie fühlt sich dadurch anerkannt von ihm. Frau P. betritt die Situation als Erwachsenes-Selbst und meldet der jungen Mia zurück, dass sie nicht nachvollziehen kann, weshalb sich die junge Mia die Unterschrift vom Vater einholen möchte, wo sie doch genau weiß, dass der Vater sich weigern wird. Die Therapeutin greift ein und wundert sich zunächst über diese Aussage. Sie gibt an, dass sie die junge Mia verstehen kann, dass sie ihr Bedürfnis nach Anerkennung durch den Vater sieht und es sie traurig macht, dass der Vater dies nicht erfüllt. Die Patientin wird gebeten, sich in die Rolle der jungen Mia hineinzufühlen und nachzuspüren, welche Emotionen wahrgenommen werden können. Die Therapeutin validiert die Emotionen und das emotionale Bedürfnis der jungen Mia. Dies führt dazu, dass das Erwachsene-Selbst Frau P. eine Wut auf den Vater entwickelt und diese in der Vorstellung artikuliert. In der Nachbesprechung berichtet die Patientin, dass sie eigentlich dachte, die Situation für sich bewältigt zu haben, ihr nach der Übung aber auffiel, dass sie keinen distanzierten und gesunden Blick darauf hatte, sondern den Fehler im Verhalten ihres jüngeren Selbst sah. Sie sah es als lächerlich von sich selbst als Kind an, sich die Unterschrift des Vaters zu wünschen, wo doch klar war, dass er ihr diese nicht gewähren würde. Erst nach der Übung habe sie erkannt, dass es ihrem Kindlichen-Selbst um Anerkennung geht und es nicht lächerlich ist, sich diese von ihrem Vater unabhängig von Leistung zu wünschen.

Nicht selten kommt es vor, dass ein Patient sich eine Flucht aus der aversiven Situation wünscht. Hier sollte der Therapeut abwägen, ob dies sinnvoll ist oder ob es andere emotionale Bedürfnisse gibt, die in der Überschreibung adressiert werden sollten. Wenn der Therapeut dies so sieht und eine Flucht erstmal nicht zulässt und die Überschreibung in andere Richtungen lenkt, kann dies wie folgt nachbesprochen werden.

> **Beispielsätze:**
>
> »Ich habe etwas mit mir gehadert und mich gefragt, ob wir mit Ihrem Impuls die Situation zu verlassen hätten fortfahren sollen. Ich glaube, es wäre eine akzeptable Lösung gewesen. Aber ich wollte mit Ihnen die Möglichkeit testen, ob es auch andere Lösungen gibt. Wie geht es Ihnen damit, dass wir in der Situation geblieben sind? ... Wenn wir gegangen wären, hätten Sie vielleicht die Gefühle nicht bearbeiten können. Mir hat es sehr gut gefallen, dass Sie in Verbindung mit Ihrer Wut treten konnten. Sie haben erkannt, dass Sie auch Bedürfnisse haben, die in dieser Situation nicht befriedigt werden und dass sich dies ändern muss. Es gab das Bedürfnis nach Führung, nach Ruhe und Validierung. All dies spielte in dem Moment eine Rolle.«

In der klinischen Praxis hat sich gezeigt, dass manche Patienten Probleme damit haben, Mitgefühl für ihr Vulnerables-Selbst aufzubringen und die emotionalen Bedürfnisse zu erkennen. Sollte in diesen Fällen vom Patienten Größenfantasien zur Überschreibung herangezogen werden, sollte dies vom Therapeuten nicht sofort angenommen und nicht direkt zur Umsetzung dieser angeleitet werden. Vielmehr sollte der Therapeut versuchen, den Patienten mit Fragen und auch mit therapeutischer Präsenz in Richtung der eigentlichen emotionalen Bedürfnisse zu lenken.

Was, wenn der Patient zwischen Situationen springt?

Aufgrund der starken neuronalen Vernetzung von sensorischen Merkmalen und Emotionen ist es nachvollziehbar, dass die emotionale Aktivierung mehrere Situationen in Erinnerung ruft. Häufig berichten Patienten, dass ihnen zwischen zwei Sitzungen viele Situationen unerwartet in Erinnerung traten, an welche sie schon lange nicht mehr gedacht haben. Es kann aber auch vorkommen, dass während der Imagination einer Situation der Patient spontan an eine ähnlich emotional geladene Situation denkt und beginnt, von dieser Erinnerung zu berichten. Beim Imagery Rescripting ist es essenziell, dass nur eine Situation überschrieben wird. Dies bedeutet, dass der Patient unter Umständen mehrfach in diese Situation zurückgeholt werden muss. Dies kann mit folgenden Beispielsätzen geschehen.

> **Beispielsätze:**
>
> »Ich sehe, dass dies weitere Erinnerungen auslöst. Lassen Sie uns zurück zur Ursprungssituation gehen und nach der Übung über die anderen Situationen sprechen. Sie sind jetzt an diesem Ort und hören/riechen/sehen/schmecken und spüren ...«.

In der Nachbesprechen kann ebenfalls darauf hingewiesen werden, dass ein Springen zwischen unterschiedlichen Erinnerungen während der Übung eher ungünstig ist.

Was, wenn der Patient emotional zu unbeteiligt ist?

Um eine stärkere emotionale Beteiligung des Patienten zu erreichen, ist es hilfreich, das Tempo des Imagery Rescripting entsprechend anzupassen sowie auf den *Hier und Jetzt*-Charakter zu achten. Bezüglich des Tempos kann es hilfreich sein mehr Zeit auf die Evokation der Sinne sowie der vier Komponenten zu verwenden, um ein umfassenderes mentales Bild zu generieren. In diesem Zusammenhang sollten Sie auf alle möglichen Gesprächsführungstechniken zurückgreifen (z. B. Paraphrasieren oder Zusammenfassen). Um zu verhindern, dass ein reines Gespräch mit geschlossenen Augen geführt wird, sollten Sie darauf achten, dass die Situation aus der ersten Person und im Präsens beschrieben wird. Der Patient soll nicht nur von einer Erinnerung erzählen, sondern diese in der Imagination wiedererleben. Hier kann es hilfreich sein, wenn Sie auf Formulierungen wie »war« achten und den Patienten zurück ins Wiedererleben bringen (z. B. »Also Sie sind jetzt dort. Was sehen Sie? Beschreiben Sie mir die Situation so, als würden Sie sie jetzt unmittelbar erleben.«). Ähnlich verhält es sich mit dem Pronomen »man« (z. B. »Man will das ja nicht.«). Dies wird gelegentlich von Patienten als Stellvertreter für »ich« benutzt, ist aber distanzierter. Auch hier sollte seitens des Therapeuten eingegriffen werden. Dies gelingt durch ein Umformulieren und konkretes Ansprechen: »Sie wollen das nicht. Können Sie es aus der Ich-Perspektive sagen?«.

Es kann auch sein, dass ein Patient bewusst eine starke emotionale Aktivierung unterbinden möchte.

Fallbeispiel 21: Vermeidung emotionaler Aktivierung

> Es wird von der Patientin eine alltägliche Situation geschildert, bei der sie den Pausenraum ihrer Arbeitsstätte betritt, alle Anwesenden grüßt, sich allein an einen Tisch setzt und den Raum schnellstmöglich wieder verlassen möchte. Die Therapeutin fragt: »Dieses Unwohlsein, Nichtwohlfühlen. Können Sie das noch genauer beschreiben? Was steckt für eine Emotion dahinter?« Zur Verstärkung fasst die Therapeutin die Gedanken erneut zusammen: »Die wollen mich nicht hier haben. Die brauchen mich nicht. Was will ich hier?«. »Ich will nicht da sein. Ich will das einfach nicht. Was ich da fühle, ist …«, stoppt die Patientin. Auf die Nachfrage der Therapeutin, ob die Patientin sich mal hineinfühlen möchte, entgegnet die Patientin: »Das könnte weh tun, das will ich nicht. Das blockiere ich ab. Das will ich nicht. Ich will es abblocken, damit es mir nicht wehtut.« Die Therapeutin unterbricht die Evokation und wechselt in eine Beobachterperspektive. »Wenn wir uns die Situation von außen ansehen, wie sie da stehen. Was glauben Sie, bräuchten Sie in diesem Moment?«. Hier fängt die Patientin an zu weinen und entgegnet: »Das, was ich nicht bekomme, dass jemand auf mich zu kommt und mich in den Arm nimmt.«

In diesem Fallbeispiel konnte die Patientin klar von sich aus benennen, dass sie nicht die Emotionen aufkommen lassen möchte. Dies spricht für die therapeutische Beziehung und zeigt, dass die Patientin sich selbst noch nicht in der Lage fühlt diese Gefühle auszuhalten. Dies überschneidet sich mit dem Abschnitt zu den Abbrüchen des Imagery Rescripting vor der Überschreibung. Der Patient macht in diesem Moment keine korrigierenden Erfahrungen.

Was, wenn der Patient übermäßig emotional aktiviert ist?

Wie eine zu geringe emotionale Aktivierung ungünstig sein kann, gilt Gleiches auch für eine zu hohe emotionale Aktivierung. Auch hier bietet es sich an das Tempo zu variieren. Wenn der Patient sehr schnell und sehr emotional auf die Imagination reagiert, sollte die Evokationsphase entsprechend kurzgefasst werden. Es kann zügig zur Überschreibung kommen. Sollte der Patient von seinen Gefühlen übermannt werden und nicht zur Überschreibung in der Lage sein, hilft es unterschiedliche Techniken zur Distanzierung anzuwenden. Beispielsweise kann er eine Beobachter-Position einnehmen oder die Situation wie einen Film auf der Leinwand betrachten, den er anhalten kann. Zusätzlich kann es dem Patienten Kontrolle geben, wenn ein Signal vereinbart wird, welches anzeigt, dass der sichere Ort aufgesucht werden soll.

Das Imagery Rescripting kann anstrengend für den Patienten sein. Dies bedeutet, dass nach einer solchen Übung nicht mehr allzu viel therapeutisch gearbeitet werden kann. Dennoch sollte ausreichend Zeit für die Nachbesprechung und Erholung von der Technik eingeplant werden. Gerade bei traumatischen Erinnerungen kann, obgleich das Imagery Rescripting erfolgreich war und die emotionalen Bedürfnisse erfüllt werden konnten, weitere Stabilisierung notwendig sein, damit der Patient die Erinnerung abschließen und sich wieder seinen normalen Aktivitäten zuwenden kann. Hier bieten sich unterschiedlichste Techniken an, beispielsweise aus dem Bereich der Achtsamkeit.

Was, wenn der Patient dem Antagonisten gegenüber zu starke Loyalität empfindet?

Insbesondere wenn es sich bei dem Antagonisten um die Eltern des Patienten handeln, kann es diesem schwer fallen, deren Verhalten als fehlerhaft wahrzunehmen und Schutz vor ihnen zu akzeptieren. Hier kann es helfen darauf hinzuweisen, dass sich eine Person in einer bestimmten Situation ungünstig verhalten kann, ohne dass dies bedeutet, dass sie als gesamte Person schlecht ist. Auch dass es für Kinder überlebenswichtig ist, das Verhalten ihrer Eltern nicht infrage zu stellen, sondern als normal zu akzeptieren, sollte angesprochen werden. Das Vorgehen der Überschreibung muss auch keinen Einfluss darauf haben, wie der Patient in seinem jetzigen Erwachsenenleben mit seinen Eltern umgehen möchte. Die Betonung des situativen Charakters kann entweder während der Imagination stattfinden oder im Anschluss nachbesprochen werden. Diese kurze und knappe Beschreibung entspricht in der klinischen Praxis meist einem sehr langen Prozess. Im folgenden

Fallbeispiel wird ein Fall geschildert, bei dem der Patient zunächst nicht die emotionalen Bedürfnisse seines Vulnerablen-Selbst in den Vordergrund stellt, sondern große Schwierigkeiten hat an dem Verhalten seines Vaters etwas als problematisch zu empfinden.

Fallbeispiel 22: Loyalität zum Antagonisten

Der 40-jährige Torsten K. berichtet von einer Situation als Kind, in der er mit seinem Vater Fußball spielt. Während der Vater den Ball holen geht, setzt sich der kleine Torsten in den Sand und spielt ein wenig damit. Der Vater reagiert sehr wütend, brüllt und sagt, wenn er nicht sofort damit aufhört, dann gehen sie nach Hause. Sie seien hier, um Fußball zu spielen. Es kommt zu weiteren Momenten, in denen der Vater streng und wütend reagiert, beispielsweise wenn ein Pass ungenau ist oder sich der kleine Torsten nicht schnell genug bewegt. Der kleine Torsten gibt an sich schwach und traurig zu fühlen; Trauer, weil er seinen Vater enttäuscht hat und seine Erwartungen nicht erfüllt. Bei der Überschreibung wird der Patient angeleitet als erwachsener Herr K. die Situation zu betrachten. Herr K. berichtet, einen unkonzentrierten Jungen und einen enttäuschten Vater zu sehen. Der Vater wolle extra hart sein, damit der Junge sich mehr anstrengt und eine bessere Leistung erbringt. Die Therapeutin greift ein und übernimmt die Rolle des gesunden Erwachsenen-Selbst. Sie berichtet, dass sie wütend auf den Vater wird. Sie sieht einen hilflosen Jungen, der einfach nur Kind sein und spielen möchte. Der Patient gibt an, diesen Standpunkt nachvollziehen können, aber sich selbst genauso verhalten zu würden, wie es der Vater tut. Die Therapeutin versucht es auf einem anderen Weg: »Stellen Sie sich vor, da stehen nicht Sie als Kind, sondern es wäre einfach irgendein Kind.«. »Dann würde ich helfen«, entgegnet der Patient. Auf die Frage, wie er dies machen würde, gibt er an, eine kurze Trinkpause vorzuschlagen, um die Situation zumindest zu unterbrechen. Er möchte weder dem Kind noch dem Vater etwas sagen. Die Therapeutin versucht erneut den gesunden, erwachsenen Selbstanteil zu verbalisieren: »Das ist ein Junge, der einfach nur eine schöne Zeit mit seinem Vater verbringen möchte. Das hier ist nicht das Trainingslager der Nationalmannschaft. Ihr Verhalten ist nicht in Ordnung.« Der Patient berichtet, dass sich der Vater abwendet und es ihn nicht interessiert. Der Patient wirkt während der Übung sehr angespannt und kontrolliert. Es hat den Anschein, dass er die Emotionen nicht zulassen möchte. Seine Antworten werden immer knapper: »Das weiß ich nicht.«.

In der Nachbesprechung berichtet der Patient, dass er gemerkt hat, dass er die Ansichten des Vaters bereits übernommen hat und bei seinem eigenen Kind genauso vorgehen würde. Die Therapeutin versucht erneut das Konzept eines gesunden erwachsenen Selbstanteils zu vermitteln und erklärt, dass das nicht mit dem Alter eines Erwachsenen gleichzusetzen ist. Er argumentiert aber auch, dass der Vater weitergedacht habe, dass er seinem Sohn etwas Gutes tun wollte. Daher unterstütze er das Verhalten des Vaters. Im weiteren Verlauf kann der Patient zustimmen, dass nicht die Ansicht falsch ist, sondern es um die Art seines Verhaltens geht. Es geht nicht darum, dass der Vater als Person ein schlechter Mensch ist, sondern dass die Art wie er sich verhalten hat nicht richtig war.

5.5 Exkurs: Wie war das nochmal mit den Gesprächsführungstechniken?

Im Gegensatz zu einem Alltagsgespräch findet ein therapeutisches Gespräch nicht auf Augenhöhe statt. Der Therapeut ist gedanklich auf einer Metaebene anzusiedeln, auf der er zielgerichtet versucht Informationen zu gewinnen, um beispielsweise Hypothesen zu testen, oder den Patienten leiten möchte seine Ziele zu erreichen. Hierzu stehen Therapeuten eine Reihe von Gesprächsführungstechniken zur Verfügung.

- Aktives Zuhören
  - Dies bezeichnet das aktive Bemühen, seinen Gegenüber genau zu verstehen und die Bedeutung des Berichteten zu erfassen. Hierbei ist eine Fokussierung nonverbaler sowie verbaler Äußerungen unerlässlich. Die volle Aufmerksamkeit des Therapeuten ist auf den Patienten gerichtet. Die Grundlage für aktives Zuhören bildet authentisches und kongruentes Auftreten seitens des Therapeuten, bedingungslose Akzeptanz und eine positive Beachtung des Patienten. Aktives Zuhören wird auch über Körperhaltung, Mimik, Gestik und Blickkontakt zum Ausdruck gebracht.
- Paraphrasieren
  - Damit werden die umschreibenden Wiederholungen des Gesagten mit eigenen Worten bezeichnet. Hierbei geht es darum, Inhalte zu klären, ohne diese zu bewerten.

> **Beispielsätze:**
>
> »Habe ich Sie richtig verstanden? Sie meinen, dass …«; »Mir scheint, dass Folgendes für Sie sehr wichtig ist …?«; »Folgendes ist bei mir angekommen …«; »Ihre Erfahrung ist also, dass …«

- Reflektieren und Spiegeln
  - Beim Reflektieren und Spiegeln geht es darum, den Bedeutungsgehalt von Aussagen zu vertiefen sowie die innere Erlebniswelt des Patienten zu erfassen und zu verbalisieren. Im Fokus stehen das Verstehen von Wortbedeutungen sowie von Handlungs- und Erlebenszusammenhängen. Der Therapeut gibt dem Patienten gegenüber wieder, was er gehört und verstanden hat bzw. glaubt verstanden zu haben. Auch geht es darum, als Therapeut in Worte zu

fassen, was der Patient womöglich nicht richtig ausdrücken kann. Dadurch fühlen sich Patienten verstanden und es kommt zur Steigerung ihrer Selbstexploration.

> **Beispielsätze:**
>
> »Ich merke, Sie sind wütend.«; »Sie würden am liebsten im Erdboden versinken.«

- Zusammenfassen
  - Dies meint, die genannten Inhalte in kurzer und prägnanter Form darzustellen. Der Therapeut ordnet die Informationen, bildet Schwerpunkte und strukturiert dadurch das Gespräch.

> **Beispielsatz:**
>
> »Wenn ich Sie richtig verstehe, haben Sie mehrere Gedanken genannt: …«

- Strukturieren
  - Dies kann bedeuten, den Patienten inhaltlich zu begrenzen. Durch die Transparenz beim Strukturieren soll vermieden werden, dass der Therapeut für den Patienten nicht nachvollziehbar das Thema wechselt.

> **Beispielsätze:**
>
> »Ich sehe, dass Sie mir noch mehr Informationen über die Vorgeschichte zu dieser Situation geben möchten. Lassen Sie uns versuchen, zunächst einmal ohne diese Informationen die Situation zu bearbeiten. Ich merke mir das und werde nach der Übung darauf zurück kommen.«

- Informieren
  - Manchmal können sachlich gegebene Informationen Patienten entlasten und erleichtern.

> **Beispielsatz:**
>
> »Die Wahrscheinlichkeit, im Laufe seines Lebens irgendwann mal an einer Depression zu erkranken, liegt bei 16–20 % (BÄK et al., 2022).«

- Fragen stellen
  - Dies beinhaltet sowohl die Fragen nach Fakten zur Informationsgewinnung als auch das Stellen lösungsorientierter Fragen. Fragen können sich darin unter-

scheiden, ob sie offen oder geschlossen gestellt werden. Es bieten sich einfache, kurze und eindeutige Formulierungen an.
- Gezieltes Verstärken
  - Lob, Fürsorge und liebevolle Zuwendung sind die mächtigsten positiven Verstärker – manchmal können Patienten, die sich selbst stark ablehnen, Lob nicht annehmen. Hier kann das vom Therapeuten auf beiläufige Art erfolgen. Auch mittels Mimik und Gestik kann Lob zum Ausdruck gebracht werden. *Vorsicht:* Gezielte Verstärkung ist eine Technik und sollte bewusst vom Therapeuten eingesetzt werden. Viele Theorien zur Aufrechterhaltung von psychischen Störungen beinhalten soziale Verstärker.

> **Beispielsätze:**
>
> »Ich finde, Sie haben diese Übung sehr gut umgesetzt, besonders wie Sie sich Ihrem Peiniger entgegengestellt haben. Sie müssen mir nicht zustimmen, das ist einfach meine Meinung.«

- Konkretisieren
  - Dies meint, den Blick auf das Kleine zu lenken und Verallgemeinerungen entgegenzuwirken. Wörter wie »immer«, »nie« oder »man« können für den Therapeuten ein Hinweis darauf sein, dass Konkretisierungen angebracht sind. Gerade beim Imagery Rescripting ist Konkretisierung von großer Bedeutung. Verallgemeinerungen schaffen eher eine Distanz zum emotionalen Erleben und können ein Hinweis darauf sein, dass der Patient nicht ausreichend Emotionen in der Imagination aktivieren konnte.

6 Imagery Rescripting mit Selbstanteilen bei vergangenen, gegenwärtigen und zukünftigen Situationen

Fallbeispiel 23: Prüfungsangst, leistungsorientierter dominanter Selbstanteil

Das Imagery Rescripting beginnt mit einer kurzen Vorbesprechung, bei der die Patientin erzählt, dass sie unter Prüfungsangst leidet. Sie hat Probleme damit, die Fragen in Prüfungen zu beantworten, da sie öfters an einer Frage festhält und Angst hat, bei der Beantwortung der Frage wesentliche Aspekte zu vergessen, weswegen sie nicht zu den anderen Fragen kommt. Der Therapeut paraphrasiert, dass es funktionaler für die Patientin wäre, wenn sie sich Zeit nimmt, um angemessen über die Aufgaben nachzudenken, eine zusammengefasste Antwort zu geben und bei dieser Antwort zu bleiben, selbst wenn sie nicht vollständig sein sollte. Die Patientin stimmt dem Therapeuten zu.

Die Patientin wird dazu angeleitet, die Augen zu schließen und sich in eine Prüfungssituation hineinzuversetzen. Der Therapeut hilft ihr mit Fragen wie »Welche Prüfung ist es? Worum geht es?« »Wie viele Tage lang haben Sie dafür gelernt?« »Wie sieht der Raum aus?« und »Was passiert um Sie herum?«. Die Antworten der Patientin wiederholt er. Sobald sie sich in die Situation hineinversetzt hat, fragt der Therapeut, wie es ihr in der Situation geht. Die Patientin beschreibt, sich gestresst zu fühlen und angespannte Muskeln zu haben. Sie hat Zeitdruck und muss sich beeilen, weswegen sie sofort starten möchte und es so schnell wie möglich hinter sich bringen will. Der Therapeut erinnert sie daran, dass in den vorherigen Therapiesitzungen ein Selbstanteil in der Patientin gewachsen ist, der die Dinge anders angehen möchte. Er bittet die Patientin darum, näher zu beschreiben, was sich dieser Selbstanteil wünscht. Die Patientin erläutert, dass dieser sich am liebsten für die Aufgaben genug Zeit nehmen und in Ruhe über die Antworten nachdenken würde und sich gegebenenfalls auch von der Beantwortung der Prüfungsfragen eine kurze Pause gönnen möchte. Der Therapeut setzt daran an: »Denken Sie kurz darüber nach, wie es Ihnen möglich wäre, etwas Abstand zu gewinnen. Versuchen Sie sich vorzustellen, sich von der Beantwortung der Fragen eine Pause zu gönnen [...] Finden Sie einen Weg, dies auf mentale Weise zu tun.« Die Patientin kann aber auf Anhieb keinen Weg finden. Daraufhin fasst der Therapeut nochmal zusammen, dass sich ein Selbstanteil der Patientin wünscht, sich mehr Zeit zu lassen, während ein anderer Selbstanteil ihr sagt, sie müsse sich beeilen. An dieser Stelle bittet der Therapeut darum die Zeit in der Vorstellung anzuhalten: »Die Zeit der Prüfung läuft nicht weiter. Es sind noch immer die vollen zwei Stunden übrig.« Zur Unterscheidung der beiden Selbstanteile verwendet der Therapeut Klopfgeräusche; den antreibenden Selbstanteil stellt er mit mehrmaligem, schnellem Klopfen auf den Tisch dar. Er fragt, ob er sich mit diesem Selbstanteil unterhalten dürfte, und sie willigt ein. Die Patientin spricht aus der Perspektive dieses Selbstanteils und erklärt, dass es wichtig sei sich zu konzentrieren, um in der vorgegebenen Zeit fertig zu werden. Der Therapeut fragt diesen Selbstanteil, was er zu dem anderen, dem »langsameren« Selbstanteil von ihr sagen würde. »Du musst arbeiten! Die Zeit schreitet voran und du hast bisher nichts geleistet«, entgegnet die Patientin. »Bist du wütend auf den anderen Selbstanteil?«, fragt der Therapeut. Die Patientin bejaht: »Sie ist faul. Es ist ein fauler Selbstanteil.« Des Weiteren unterstellt der antreibende Selbstanteil dem anderen Selbstanteil, er würde nicht arbeiten und die Bedeutung der Prüfung nicht ernst genug nehmen. Der Therapeut fragt die Patientin, wie sie den entgegengesetzten Selbstanteil benennen würde. Sie gibt ihm den Namen »der faule Selbstanteil«. Der Therapeut weist darauf hin, dass der antreibende [durch schnelles Klopfen dargestellte] Selbstanteil diesen Namen wahrscheinlich gewählt hat und fragt nun den anderen Selbstanteil, ob er sich wie ein fauler Selbstanteil fühlt. »Wie fühlt es sich an, wenn du als faul bezeichnet wirst? Hilft dir das dabei, dich besser zu konzentrieren und mehr zu arbeiten?« Die Patientin spricht aus der Perspektive des ruhigeren Selbstanteils: »Es ist nicht schön so genannt zu werden.« Der ruhige Selbstanteil möchte in eine Diskussion mit dem antreibenden Selbstanteil einsteigen. »Es ist nicht schön als faul bezeichnet zu werden und es entspricht auch nicht der Wahrheit. Ich bin nicht faul. Ich möchte mir nur ausreichend Zeit nehmen, um über die Fragen nachzudenken und konzentriert daran zu arbeiten. Es ist nicht so, dass ich nichts tue.« Der Therapeut spricht daraufhin zu diesem Selbstanteil: »Im Kern sagst du, vertraue mir, ich weiß, was ich kann.« Der Selbstanteil stimmt selbstsicher zu und wiederholt: »Vertrau' mir.« Der Therapeut versucht den ruhigen Selbstanteil der Patientin weiter zu unterstützen: »Ich kann das. Ich tue es auf eine andere Art als du, aber ich weiß, was ich tue. Versuchen Sie das zu sagen.« Auch dies wird wiederholt: »Ich kann das.« Der Therapeut erkundigt sich bei dem ruhigen Selbstanteil um konkrete Verhaltenswünsche. Der ruhige Selbstanteil gibt an, dass er in Ruhe die Fragen lesen und darüber nachdenken möchte, was er dort schreiben könnte. Der Therapeut erkundigt sich daraufhin beim antreibenden Selbstanteil, ob dieser dies gehört habe. »Ja, aber ich vertraue ihm nicht. Ich kann nicht darauf vertrauen, dass [die Patientin] erfolgreich sein wird ohne mich. Ich kann sie nicht allein lassen.« Der Therapeut fasst zusammen: »Was du sagst, ist: Ich bin wirklich wichtig hier. Es ist essenziell, dass ich hier bin und entscheide, wie schnell gearbeitet wird. Spielt es dabei eine Rolle, dass sie sagt, dass es ihr weh tut?« »Es ist nicht schön, aber es gehört dazu«, antwortet der antreibende Selbstanteil. Der Therapeut möchte nochmal zu dem ruhigen Selbstanteil sprechen und berichtet ihm, dass der antreibende Selbstanteil nicht einfach zu überzeugen ist. »Wird der antreibende Selbstanteil wieder die Kontrolle übernehmen, wenn wir die Prüfungssituation weiterlaufen lassen? Das ist nicht gut. Wie können wir das lösen? Wie bekommen wir ihn dazu, dir etwas Vertrauen und Raum zu geben?« Der ruhige Selbstanteil erklärt dem antreibenden, er wolle eine Chance bekommen, um zeigen zu können, dass seine Vorgehensweise auch funktioniert. Als Kompromiss schlägt er vor, am Anfang einfach mal tief durchatmen zu dürfen. Der Therapeut hilft mit einer Paraphrasierung. Er versetzt sich in die Rolle des ruhigen Selbstanteils und spricht seine Gedanken aus: »Ich denke, was du sagen willst, ist: ‚Lass uns versuchen, zusammen zu arbeiten. Lass mich am Anfang etwas zur Ruhe kommen und dann kannst du übernehmen.'« Der antreibende Selbstanteil stimmt zögerlich zu und ist bereit, zu Beginn der Prüfung fünf Minuten abzugeben. Der Therapeut erkundigt sich bei dem ruhigen Selbstanteil, wie viel benötigte Zeit er als realistisch erachtet. Der ruhige Selbstanteil erwidert, dass er eigentlich über die gesamte Prüfung hinweg Zeit eingeräumt bekommen möchte. Am liebsten hätte er nach jeder Frage eine Pause zum Durchatmen. Der Therapeut fordert den ruhigen Selbstanteil daraufhin auf, zu erklären, warum er diese Zeit braucht, da er stets von Wollen und nicht von Brauchen spricht. Der ruhige Selbstanteil antwortet: »Ich benötige diese Pausen, um erfolgreich sein zu können.« Daraufhin meint der Therapeut: »Es hört sich so an, als würdet ihr eigentlich das Gleiche wollen.« Er wiederholt anschließend Worte, die der antreibende Selbstanteil zu Beginn des Gesprächs zum ruhigen Selbstanteil sagte, und ist interessiert daran, wie der ruhige Selbstanteil nun darauf reagiert. »Er hat dich faul genannt.« Der ruhige Selbstanteil der Patientin antwortet, dass er nicht faul sei, die Patientin sei vorbereitet und möchte erfolgreich sein und sich die Zeit nehmen, die sie benötigt. Der Therapeut ermutigt die Patientin mit der Aussage: »Ich mag die Art, wie Sie antworten. Es hört sich an, als würden Sie sich wirklich gut kennen.« Beide Selbstanteile können sich darauf einigen, dass die Patientin vor jeder Frage kurz durchatmen kann, bevor sie mit der Beantwortung beginnt.

Dann geht der Therapeut mit der Patientin zurück in die Prüfungssituation und sagt, die Zeit würde nun nicht mehr angehalten sein und weiterlaufen. Er fragt, wie die Patientin sich nun verhalten wird. Er leitet sie an, zu Beginn tief durchzuatmen, genauso, wie sie es will. Sie solle nun über die Fragen lesen und er fragt, ob sie den Stift in der Hand habe. Sie sagt, sie würde nun nicht mehr über den Tisch gebeugt sitzen, sondern könnte sich im Stuhl zurücklehnen. Er wiederholt dies: »Körperlich fühlt sich also sogar ihr Körper entspannter.« Die Patientin wird dazu angehalten, sich auf diese körperliche Entspannung zu konzentrieren. Sie solle sich vorstellen, sie sitze entspannt im Stuhl, lese die Aufgaben und reaktiviere ihr Wissen. Es sei, als würde sie eine Bibliothek in ihrem Kopf besuchen, doch sie habe bisher noch kein spezifisches Buch gelesen, sondern lerne die Bibliothek erst kennen. Dann lässt er ihr Zeit, um noch einmal tief durchzuatmen und die Augen zu öffnen. Der Therapeut fragt, ob der Konflikt ganz verschwunden sei oder lediglich anders sein werde; er wäre überrascht, wenn er nicht mehr vorhanden sein würde. Die Patientin erläutert, der Konflikt sei weiterhin existent, er sei nur nicht mehr so laut. Der Therapeut versucht der Patientin bei der Beschreibung zu helfen und erklärt, die Imbalance der beiden Selbstanteile könne nun eher umverteilt werden, und bestärkt noch einmal den ruhigen Selbstanteil mit der Aussage, dass nun Gewissheit herrsche, dass man ihm vertrauen könne.

6.1 Ablauf und Aufbau

1. In einer Vorbesprechung soll identifiziert werden, welches Verhalten der Patient als dysfunktional betrachtet und optimieren möchte bzw. welche übermäßige emotionale Reaktion er in bestimmten Situationen zeigt. Erst danach beginnt die Imagination einer typischen Situation.
2. Die erste Phase, die Evokationsphase, entspricht in ihrem Vorgehen dem klassischen Imagery Rescripting.
   - Beginnen Sie mit der Imagination.

> **Beispielsätze:**
>
> »Sie können sich bequem hinsetzen … legen Sie alles ab, was Sie in der Hand halten … und finden Sie einen Weg, Ihre Augen zu schließen.«

   - Falls nötig, verwenden Sie den Body Scan oder den sicheren Ort, um den Patienten in einen entspannten Ausgangszustand zu versetzen.
3. Sobald eine Situation zur Überschreibung gefunden wurde, helfen Sie dem Patienten dabei die Situation mit allen Sinnen zu erfassen: Sehen, Hören, Riechen, Schmecken, auf der Haut spüren.
4. Nachdem das Bild mit allen Sinnen erfasst wurde, helfen Sie Ihrem Patienten dabei die vier Komponenten zu identifizieren: Kognitionen, Emotionen, körperliche Empfindungen und Verhaltensweisen oder Handlungstendenzen.
5. Halten Sie die Situation an und leiten Sie den Patienten an, den Selbstanteil zu verbalisieren, der dominant in der Situation ist und das gewünschte Verhalten blockiert. Finden Sie einen Namen oder eine Visualisierung für den Selbstanteil. Einen möglichen Ansatzpunkt bilden hierbei die Gedanken.

> **Beispielsätze:**
>
> »Welche Gedanken gehen Ihnen durch den Kopf?« Wiederholen Sie die Gedanken: «‚Ich bin ein Versager. Ich werde nie mehr einen Partner finden.' Diese Stimme, die Ihnen dies immer wieder sagt. Wie können wir diese nennen?« Alternativ: »Wenn wir diese Stimme aus Ihnen rausnehmen und Sie sie vor sich hinstellen. Wie sieht sie aus? Was können Sie erkennen?«

   - Machen Sie hier bereits deutlich, dass der Selbstanteil nur einen Teil des Patienten als Gesamtperson ausmacht.

> **Beispielsätze:**
>
> »[Name des dominanten Selbstanteils], warum sagt du dies zu Frau M.? Was möchtest du, dass Frau M. jetzt macht?«

6. Schauen Sie gemeinsam mit dem Patienten, ob es einen anderen Selbstanteil gibt, der dem dominanten Selbstanteil entgegensteht und ein funktionaleres Verhalten wünscht. Finden Sie einen Namen für diesen Selbstanteil. Sollte kein anderer Selbstanteil gefunden werden, kann der Therapeut helfen und auf die Informationen aus der Vorbesprechung zurückgreifen.

> **Beispielsatz:**
>
> »Ich erinnere mich daran, dass Frau M. vorhin sagte, dass sie sich mehr Ruhe wünscht.«

7. Moderieren Sie einen Dialog zwischen den Selbstanteilen, um das gewünschte Verhalten zuzulassen. Sprechen Sie hierbei die Selbstanteile direkt an.
   - Es kann helfen den dominanten Selbstanteil in seiner positiven/adaptiven Rolle für die gesamte Person anzuerkennen.
   - Zudem kann es helfen aufzudecken, dass beide Selbstanteile eigentlich das Gleiche für den Patienten möchten.
   - Es können dem dominanten Selbstanteil aber auch die Konsequenzen für sein Verhalten aufgezeigt werden, nämlich, dass es in einem Übermaße der Person schadet.
8. Versuchen Sie einen Kompromiss zwischen beiden Selbstanteilen auf Verhaltensebene zu finden. Verhaltensebene bedeutet, dass es darum geht ein Verhalten für den Patienten als Ganzes festzulegen.

> **Beispielsätze:**
>
> »Antreiber, du möchtest, dass Herr H. jetzt keine Pause macht. Ruhige Stimme, du möchtest, dass Herr H. 30 Minuten Pause macht. Was können wir jetzt damit machen? Können wir uns irgendwo treffen?«

   - Wenn ein Kompromiss auf Verhaltensebene gefunden wurde, der für beide Selbstanteile okay ist, lassen Sie den Patienten beide Selbstanteile wieder in sich aufnehmen und ihn als gesamte Person das Verhalten in der Vorstellung ausführen.

II Praktische Durchführung

> **Beispielsätze:**
>
> »Nehmen Sie nun wieder beide Stimmen in sich auf. Sie sind nun wieder Frau M. Beginnen Sie damit, sich die Handlung vorzustellen. Was passiert in Ihrer Vorstellung? Fühlen Sie mal in sich hinein, wie geht es Ihnen jetzt?«

9. Überprüfen Sie gemeinsam mit dem Patienten, ob es noch etwas gibt, was beachtet oder verändert werden soll. Wenn nicht, geleiten Sie den Patienten aus der Imagination heraus.
10. Besprechen Sie die Übung mit dem Patienten nach.

> **Beispielsätze:**
>
> »Wie hat sich diese Übung angefühlt? Waren Ihnen diese beiden Selbstanteile bewusst? Wir konnten heute diesen Kompromiss erreichen, das bedeutet aber nicht, dass es keine andere Möglichkeit gibt. Sie können damit spielen und unterschiedliche Lösungen ausprobieren.«

▶ Abb. 6.1 zeigt eine schematische Darstellung des Aufbaus und Ablaufs beim Imagery Rescripting mit Selbstanteilen.

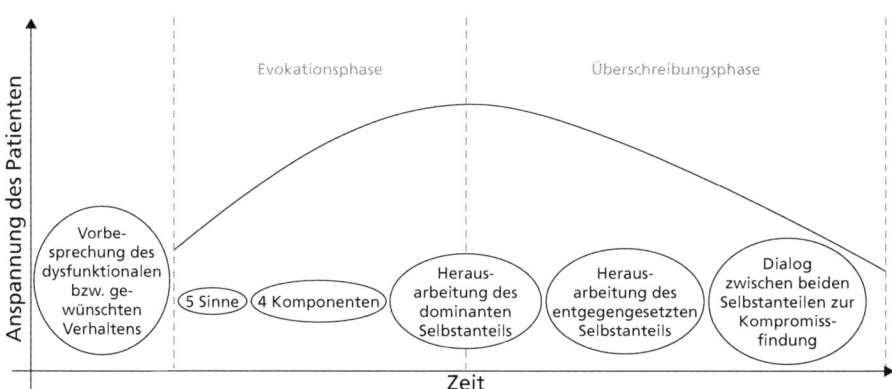

Abb. 6.1: Schematische Darstellung des Ablaufs und Aufbaus beim Imagery Rescripting mit Selbstanteilen

6.2 Aktuelle Forschungsbefunde zur Durchführung

Das Imagery Rescripting mit Selbstanteilen ist bis dato wenig erforscht. Es finden sich in der Literatur keine Studien dazu, die ausschließlich diese Variante des Imagery Rescripting untersuchen. Wie bereits beschrieben sind im Prüfungsangstprojekt beide Varianten (klassisches Imagery Rescripting und Imagery Rescripting mit Selbstanteilen) jeweils mit zwei Sitzungen vertreten. In einigen der Analysen wurden diese Sitzungen gemeinsam betrachtet, daher beziehen sich einige Befunde zu gleichen Teilen auf beide Varianten. Insbesondere sind die Untersuchungen zur physiologischen Synchronie gemeint, welche klinische Implikationen für das Verhalten des Therapeuten erlauben.

Sollte sich der Therapeut die Situation auch vorstellen?

Zur Beantwortung dieser Frage können drei Studien herangezogen werden. In der ersten Studie (Bar Kalifa et al., 2019) zeigte sich, dass höhere physiologische Synchronie mit einer höheren Bewertung der therapeutischen Beziehung durch den Patienten einherging. In der zweiten Studie (Prinz et al., 2022) deuten die Befunde darauf hin, dass höhere physiologische Synchronie mit höherem Wohlbefinden zur nächsten Sitzung und einem besseren Behandlungsergebnis insgesamt in Zusammenhang steht. Die Ergebnisse der dritten Studie (Uhl et al., 2023) liefern Hinweise darauf, dass ein moderates Maß an physiologischer Synchronie optimal zur Steigerung der emotionalen Verarbeitung seitens des Patienten ist.

Die Ergebnisse der drei Studien sprechen dafür, dass je nach untersuchter Variable (therapeutische Beziehung, Wohlbefinden, Behandlungsergebnis oder emotionale Verarbeitung) andere Schlüsse gezogen werden können. Ein Einfühlen des Therapeuten inklusive seiner emotionalen Aktivierung scheint gewinnbringend für den Therapeuten bis zu dem Punkt, an dem der Therapeut nicht mehr in der Lage, ist die Emotionalität des Patienten zu regulieren, und gemeinsam mit ihm in einen dysregulierten Zustand gerät. Hier könnte die Erfahrung der Therapeuten eine relevante Rolle spielen. Gerade bei mit der Technik unerfahreneren Therapeuten besteht ein höheres Risiko, nicht den Patienten anzuleiten und auf einer Metaebene zu bleiben. In diesen Dyaden könnte sich die Konstellation dahingehend verschieben, dass die Therapeuten zu passiv sind und der Patient eine führende Rolle übernimmt.

Sollte der Therapeut auch die Augen schließen?

Die Ergebnisse aus der unveröffentlichten Sekundäranalyse, welche hierzu bereits im Kapitel zum klassischen Imagery Rescripting (▶ Kap. 5.3) berichtet wurden, können genauso auf das Imagery Rescripting übertragen werden. In der Untersuchung wurde nicht zwischen den Varianten unterschieden. Es machte keinen Unterschied im Behandlungsergebnis, ob Therapeuten die Augen geschlossen oder geöffnet hatten. Lediglich das Blättern in den Unterlagen erwies sich als signifikant ungünstig für die Symptomreduktion des Patienten. Daher kann keine klare Empfehlung gegeben werden. In der klinischen Praxis hat sich eine Mischung aus geschlossenen und geöffneten Augen als praktisch erwiesen. Somit kann der Therapeut in bestimmten Momenten Umgebungseinflüsse ausblenden und sich in das mentale Bild des Pateinten hineinversetzen, ohne durchgehend die nonverbalen Signale seines Patienten zu verpassen.

6.3 Mögliche Schwierigkeiten und deren potenzielle Lösungswege

Was, wenn die Benennung der Selbstanteile ungünstig ist?

Es sollte darauf geachtet werden, dass keine der Selbstanteile zu negativ bzw. zu positiv benannt wird. Beispielsweise könnte ein Patient mit starkem Leistungsmotiv, der sich keine Pausen gönnt, dazu tendieren, den dominanten, antreibenden Selbstanteil als »Vernunft« und den Selbstanteil, der eine Pause möchte, als »faul« zu benennen. Dies ist ungünstig, da eine Balance zwischen den Selbstanteilen angestrebt wird und jeder Selbstanteil zum Patienten gehört und seine Stärken hat. Sollte dies passieren kann, wie im obigen Fallbeispiel, damit gearbeitet werden (▶ Kap. 6).

> **Beispielsätze:**
>
> »Faul? Wer sagt das? Ist das die dominante, antreibende Stimme? Kann ich mal mit der nichtdominanten Stimme sprechen? Wie ist es für dich als faul bezeichnet zu werden?«).

Es kann aber auch angesprochen werden, wenn eine Bezeichnung ungünstig ist.

> **Beispielsätze:**
>
> »Ja, wir könnten diese Stimme ‚Vernunft' nennen. Aber ist es wirklich immer vernünftig ohne Pausen zu arbeiten? Beschreiben Sie mir die Stimme noch etwas genauer. Die Stimme möchte Sie also antreiben. Sollen wir sie den ‚Antreiber' nennen?«.

Durch das Arbeiten mit Bildern bzw. Visualisierungen statt reinen Benennungen kann diese Problematik umgangen werden.

> **Beispielsatz:**
>
> »Stellen Sie sich vor, Sie nehmen die Stimme aus Ihrem Körper raus und stellen Sie vor sich. Wie sieht sie aus?«.

Fallbeispiel 24: Selbstanteile als Visualisierungen

In diesem Fallbeispiel handelt es sich um eine Psychotherapeutin in Ausbildung (PiA), die vor der Approbationsprüfung steht und aus ihrem Studium weiß, dass ihr Multiple-Choice-Aufgaben weniger liegen. Ihr automatisches Verhalten sieht so aus, dass sie schnell von Aufgabe zu Aufgabe hastet und dabei Nichtwörter in der Fragestellung überliest.

In der imaginierten Situation sitzt sie mit etwa 25 bis 30 anderen Prüflingen in einem Raum; jeder sitzt an einem eigenen Schreibtisch. Mit geschlossenen Augen und aus der Ich-Perspektive beschreibt die PiA die Situation und die verschiedenen Sinnesmodalitäten. Sie beschreibt den Druck, diese Fragen bewusst, aber auch sehr schnell und richtig zu beantworten, damit sie am Ende Zeit hat, ihre Antworten zu überprüfen. Ihre Gedanken kreisen um den Druck, die anstehende Aufgabe gründlich und so schnell wie möglich zu erfüllen. Diese Gedanken äußeren sich wie folgt: »Mach keine Fehler«, »Sei genau« und »Sei schnell«. Dabei spüre sie innere Anspannung, Angst und Sorge. Körperlich spüre sie eine muskuläre Anspannung, insbesondere Druck auf der Brust und kalten Schweiß. Nach der Evokationsphase weist die Therapeutin die PiA an, den Selbstanteil, der ihr diese Dinge sagt, zu beschreiben, zu benennen und zu identifizieren. »Wenn wir diesen Selbstanteil aus Ihnen rausholen und zu Ihnen in die Situation stellen könnten, wie würde er aussehen?« Dieser dominante Selbstanteil wird visuell als eine schlanke, lehrerähnliche Frau beschrieben, die über ihre linke Schulter auf ihr Prüfungspapier blickt und als »die Schnelle« bezeichnet wird, die sie anprangert, weil sie nicht schnell oder gründlich genug ist. Den nichtdominanten Selbstanteil, der übrigblieb, bezeichnet sie dann als »den ruhigen Teil«, der als kleines grünes Häschen auf ihrem Schreibtisch steht. Im weiteren Verlauf der Imagination moderiert die Therapeutin ein Gespräch zwischen den beiden Selbstanteilen, in dem deren Anliegen gehört werden. Zu Beginn fragt die Therapeutin den kleinen grünen Hasen, wie es für ihn ist, die Schnelle zu erleben. Als Antwort darauf drückte der Hase eine Angst vor ihr aus. Dann wird die PiA gebeten, sich wieder in »die Schnelle« hineinzuversetzen. Die Therapeutin stellt fest, dass dies viel Druck auf die gesamte Person ausübt. Die Therapeutin fragt nun »die Schnelle«, weshalb es so wichtig ist, diesen Druck aufzubauen. Es stellt sich heraus, dass es »der Schnellen« darum geht, die PiA vor einer Enttäuschung zu bewahren. Die PiA könne nur stolz auf sich sein, wenn sie die Prüfung mit einem »Sehr gut« besteht.

In einem nächsten Schritt wird »die Schnelle« mit der Aussage des Hasen konfrontiert, dass es der PiA nicht gut geht. »Die Schnelle« kann dies nachvollziehen und zeigt sich langsam bereit zu erkennen, dass sie durch den aufgebauten Druck der PiA nicht zu einer besseren Leistung verhilft, sondern sie sogar blockiert. Der Hase sagt: »Sie [die PiA] braucht mehr Ruhe. All diese Stresshormone sind nicht gut für sie, sie blockieren sie und all dieser Stress verursacht auch die Fehler.« Er schlägt vor, dass die PiA Frage für Frage bearbeitet, ohne den ganzen Fragebogen im Kopf zu haben, und »Wenn am Ende keine Zeit mehr übrig ist, dann ist das eben so.«. Nachdem dieser Vorschlag erfolgt ist, fragte die Therapeutin »die Schnelle« nach ihrer Meinung zu diesem Vorschlag. Sie räumt die unerwünschten Folgen ihres Verhaltens ein und äußert sogar ein schlechtes Gewissen darüber. »Die Schnelle« findet den Vorschlag des Hasen größtenteils in Ordnung, möchte aber, dass die PiA nicht zu lange an einer Frage verweilt und diese überspringt, wenn sie sie nicht unmittelbar lösen kann. Die Therapeutin vergewissert sich, dass der Kompromiss für beide Selbstanteile akzeptabel ist, bevor sie die PiA bittet, die Selbstanteile wieder zu sich aufzunehmen. Die Therapeutin bittet die PiA erneut, in sich hinein zu spüren, wie es sich anfühlt den Kompromiss geschlossen zu haben. Die PiA beschreibt, dass ihre innere Nervosität und Angst jetzt geringer ist und dass es ihr möglich ist, sich auf die Prüfung zu konzentrieren und Vertrauen in sich selbst zu haben. Dieses Vertrauen spürt sie in ihrem Körper als Wärme.

Was, wenn der dominante Selbstanteil sehr stark ist und ...

... zu keinem Kompromiss bereit ist?

Für den dominanten Selbstanteil ist ein Kompromiss zunächst uninteressant; sie setzt ihr gewünschtes Verhalten durch. Hier kann es helfen, zunächst die Absicht des Selbstanteils herauszuarbeiten. »Weshalb ist es wichtig für dich, dass Frau M. jetzt lernt und keine Pause macht?« In der Regel verfolgt der Selbstanteil eine gute Absicht für den Patienten. Dann kann der Selbstanteil für sein Wohlwollen gegenüber dem Patienten und die in der Vergangenheit erzielten Erfolge gewürdigt werden. Im nächsten Schritt kann es hilfreich sein, die direkten negativen Konsequenzen seines Verhaltens aufzuzeigen, folglich dass es dem Patienten damit nicht gut geht und dass vielleicht gerade durch eine ausschließliche Fokussierung auf dieses Verhalten die gewünschten Folgen nicht eintreten. Zum Beispiel führt zu viel Lernen ohne Pause nicht zu einer guten Note, sondern zu einer Überforderung des Patienten. Es kann zudem hilfreich sein aufzuzeigen, dass beide Selbstanteile dasselbe Ziel verfolgen, nämlich dass es dem Patienten gut geht und er erfolgreich ist.

... der nichtdominante Selbstanteil sich nicht traut ihm gegenüberzutreten?

Es kann vorkommen, dass der nichtdominante Selbstanteil (insbesondere zu Beginn der Überschreibung) bedeutend kleiner ist als der dominante. Hier kann es helfen, wenn zum Beispiel der Therapeut zunächst mit dem nichtdominanten Selbstanteil allein spricht, und der Dialog zwischen beiden Selbstanteilen verschoben wird.

> **Beispielsatz:**
>
> »[Nichtdominanter Selbstanteil], kannst du mir erzählen, was du dir wünschst?«

Alternativ kann zum Beispiel der dominante Selbstanteil kurz weggeschickt werden. Durch die Verbalisierung der alternativen Verhaltenswünsche erfährt der nichtdominante Selbstanteil bereits eine Stärkung und die Aufnahme eines Dialoges zwischen beiden Stimmen ist wahrscheinlicher.

Was, wenn bei der Arbeit mit Visualisierungen diese nur in ihrer Erscheinung oder Position verändert werden?

Insbesondere wenn Bilder/Visualisierungen statt Benennungen zum Einsatz kommen, entsteht häufig die Tendenz, mit Objektvisualisierungen, wie es sie in der Hypnotherapie gibt, zu arbeiten. Gemeint ist, dass Therapeut und oder Patient das Bild des dominanten Selbstanteils in der Imagination kleiner werden lassen oder wegsperren möchten. Dieses Vorgehen entspricht nicht dem Imagery Rescripting mit Selbstanteilen. Die Arbeit mit Bildern oder Visualisierungen dient in erster Linie dazu eine wertfreie Bezeichnung für die Selbstanteile des Patienten zu finden. Hinter all dem steht immer die Annahme, dass alle Selbstanteile, die eine Person hat, wichtig für sie sind. Problematisch wird es dann, wenn ein Selbstanteil in spezifischen Situationen übermäßig dominant ist und dies der Person schadet, sei es durch unangemessene Emotionen oder dysfunktionale Verhaltensweisen. Wenn der dominante Selbstanteil rein in seiner Größe oder Beschaffenheit verändert wird, geht viel an Information verloren. Sein Anliegen und seine Absicht für das Wohlergehen des Patienten bleibt unausgesprochen. Stattdessen wird die Annahme bestärkt, dass der Selbstanteil an sich störend ist und beseitigt werden sollte.

III Zum Abschluss

7 Zusammenfassung

Imagery Rescripting, eine emotionsfokussierte Technik zur Bearbeitung dysfunktionaler Grundüberzeugungen , welche in Zusammenhang mit prägenden autobiografischen Erfahrungen stehen, kann auf eine lange Historie zurückblicken. Erste Ansätze finden sich bereits im 19. Jahrhundert und wurden in den nachfolgenden Jahrzehnten durch Vertreter der Psychoanalyse, Hypnotherapie sowie Gestalttherapie beeinflusst, bis im Rahmen der dritten Welle der Verhaltenstherapie die Imagery Rescripting und Reprocessing Therapy sowie die Schematherapie den Grundstein für das heutige Arbeiten mit Imagery Rescripting legten.

Neben dieser therapieschulenübergreifenden Ausrichtung hat sich Imagery Rescripting als transdiagnostische Technik erwiesen. Belege für die Wirksamkeit konnten für unterschiedliche Störungsbilder gefunden werden (z. B. Depression, PTBS oder Persönlichkeitsstörungen). Imagery Rescripting eignet sich als alleinstehende Behandlung oder auch in Kombination mit klassischen verhaltenstherapeutischen Techniken, im Einzel- und Gruppensetting, für die Telepsychotherapie sowie als Kurzzeitintervention mit wenigen Behandlungssitzungen (durchschnittlich 4,5 Sitzungen).

Während die Wirksamkeit bereits mehrfach belegt werden konnte, sind die zugrunde liegenden Wirkmechanismen weitestgehend ungeklärt. Diskutiert werden Gedächtnisprozesse, Prozesse der Selbstbewertung und interpersonelle Prozesse in der Patient-Therapeut-Dyade. Dieser Forschungsstrang steht jedoch noch am Anfang und bedarf weiterer Klärung.

Für das klassische Imagery Rescripting eignen sich insbesondere Situationen aus der frühen Kindheit, in denen die emotionalen Bedürfnisse des Patienten nicht oder unzureichend befriedigt wurden. Der Patient wird angeleitet sich in seiner Vorstellung erneut in die Situation zu begeben und sie wieder zu erleben. Wiedererleben bedeutet, er soll sie so schildern, als wäre er jetzt dort. In einer Evokationsphase werden zunächst die fünf Sinne besprochen und spürbar gemacht (Sehen, Hören, Riechen, Schmecken, Spüren) und im Anschluss die vier Komponenten (Gedanken, Gefühle, Körperempfindungen und Verhalten). Am Höhepunkt der Anspannung wird das Beobachter-Selbst eingeführt, zur Identifikation der unbefriedigten Bedürfnisse und Generierung möglicher Strategien. Im Rahmen der Überschreibung stehen dem gesunden Erwachsenen-Selbst, Therapeuten oder Helfer alle erdenklichen Optionen zur Bedürfnisbefriedigung zur Verfügung. Bei Situationen, in denen die emotionale Reaktion übermäßig ist oder das Verhalten des Patienten zu Problemen führt, kann eine Affektbrücke durchgeführt werden, um in eine Situation zu gelangen, in der die emotionale Reaktion angemessen war. Angelangt in dieser Situation kann das klassische Imagery Rescripting durchgeführt werden. Alternativ kann auch mit der Ausgangssituation gearbeitet werden; in diesem Fall kommt das Imagery Rescripting mit Selbstanteilen zum Einsatz.

Beim Imagery Rescripting mit Selbstanteilen entspricht die Evokationsphase der Vorgehensweise wie beim klassischen Imagery Rescripting. Allerdings wird am Höhepunkt der dominante Selbstanteil des Patienten herausgearbeitet. Dieser kann insbesondere anhand der Gedanken verstanden werden. Es gilt, seine Absicht für den Patienten zu verstehen und ein ihm entgegengestellten Selbstanteil zu finden. Beide Selbstanteile sollen dann in einen Dialog miteinander gebracht werden, um einen Kompromiss für das Verhalten des Patienten in der jeweiligen Situation zu erarbeiten. Sobald ein Kompromiss gefunden wurde, werden beide Selbstanteile wieder in den Patienten aufgenommen und dieser setzt das Verhalten in der Imagination um.

Im Laufe der Jahre wurde ich im Rahmen meiner Seminare und Workshops immer wieder darum gebeten, Dos und Don'ts zusammenzufassen. Ursprünglich habe ich mich dagegen gesträubt, dies zu tun. Zum einen gibt es keine allgemeingültigen Vorgaben, denn jeder Patient ist individuell und es muss individuell auf ihn eingegangen werden. Zudem liefert der aktuelle Forschungsstand wenig empirisch belegte Ergebnisse zu Merkmalen einer effektiven Durchführung. Es gibt somit kein »Kochbuchrezept«, welches man befolgen kann, um ein erfolgreiches Ergebnis zu erzielen. Zum anderen sollten wir als Therapeuten zwar um das bestmögliche Ergebnis für unseren Patienten bemüht sein, aber auch mit weniger erfolgreichen Sitzungen umgehen können. Auch ein »missglücktes« Imagery Rescripting kann für den psychotherapeutischen Prozess förderlich sein (an dieser Stelle sei auf die Kapitel mit den möglichen Schwierigkeiten und deren potenziellen Lösungswegen verwiesen, ▶ Kap. 5.4 und ▶ Kap. 6.3). Mein Anliegen als Dozentin ist es vielmehr, jeden, der Imagery Rescripting ausprobieren möchte, dazu zu motivieren dem Imagery-Rescripting-Prozess offen gegenüberzustehen, seine eigenen Erfahrungen zu sammeln, positive wie negative, und seinen eigenen Stil dabei zu entwickeln. Wie bei allen Dingen, die man erst lernen muss, wird Übung benötigt.

Um dem Leser nun aber dennoch eine kleine Gedankenstütze mit an die Hand zu geben, finden sich nachfolgend Dos und Don'ts für die Durchführung von Imagery Rescripting. Es sei angemerkt, dass die Liste keinesfalls als vollständig anzusehen ist und rein auf meinen persönlichen Erfahrungen als Therapeutin und Supervisorin (und weniger geglückten Imagery Rescriptings) basiert.

- Evokationsphase nutzen
  - Nutzen Sie als Therapeut die Evokationsphase, um eine Idee des nicht befriedigten emotionalen Bedürfnisses des Patienten bzw. des dominanten Selbstanteils, welcher das dysfunktionale Verhalten steuert, zu erhalten. Dies hilft dabei, eine adäquate Überschreibung anzuleiten.
- Die vier Komponenten verstehen
  - Insbesondere ein Verständnis für und die Nachvollziehbarkeit der vier Komponenten (Gedanken, Gefühle, Körperempfindungen und Verhalten) ist unerlässlich. Sollte eine dieser Komponenten nicht nachvollzogen werden können, sollten Sie als Therapeut unbedingt nachfragen.

- Gesprächsführungstechniken anwenden
  - Paraphrasieren, Wiederholen, Zusammenfassen, … Sie können als Therapeut nicht zu viele Gesprächsführungstechniken anwenden.
- Situation und Technik abstimmen
  - Beim klassischen Imagery Rescripting wird eine Situation benötigt, bei der ein emotionales Bedürfnis des Patienten nicht erfüllt ist (z. B. Abwertung durch ein Elternteil).
  - Beim Imagery Rescripting mit Selbsanteilen wird eine Situation benötigt, in der der Patient entweder eine situationsunangemessene emotionale Reaktion oder ein dysfunktionales Verhalten zeigt.
- Beobachter-Selbst bzw. gesunden erwachsenen Selbstanteil stärken
  - Das Beobachter-Selbst bzw. den gesunden erwachsenen Selbstanteil des Patienten stärken und diesen zur Überschreibung heranziehen und sich als Therapeut eher zurückhalten bzw. im Laufe des Therapieprozesses eine Verschiebung dahingehend anstreben.
- wertfreie Benennung der Selbstanteile beachten
  - Vorsicht bei der Benennung der Selbstanteile: Sie sollten nicht einfach übernehmen, was der Patient vorgibt. Beispielsweise sollten Sie bei einem Patienten mit starkem Leistungsmotiv den dominanten Selbstanteil nicht »Vernunft« und nichtdominanten Selbstanteil »faul« nennen. Das ist sehr wertend und es scheint eher so, dass der dominante Selbstanteil den Gegenpart als faul bezeichnet. Dies sollte therapeutisch genutzt werden. Als Therapeut sollte im Hinterkopf behalten werden, dass ein Selbstanteil nicht grundsätzlich dysfunktional ist und beseitigt werden sollte, sondern dass die Flexibilität gefördert werden soll.
- Zeitmanagement
  - Verlieren Sie als Therapeut nicht die Zeit aus den Augen. Zur Einhaltung der zeitlichen Vorgaben können Sie direktiver vorgehen.
- In einer konkreten Situation bleiben
  - Achten Sie darauf, dass Ihr Patient während der Imagination nicht in eine andere Situation springt. Stellen Sie immer wieder den Bezug zur aktuellen Situation her.

8 Schlusswort

Die im Buch aufgeführten Fallbeispiele und therapeutischen Tipps zur Herangehensweise sowie die möglichen Schwierigkeiten und deren Lösungsmöglichkeiten basieren auf den Fehlern und Erfahrungen, die ich persönlich oder meine Supervisanden im Verlauf der vergangenen Jahre gemacht haben. Auch orientierte ich mich bei den inhaltlichen Punkten an Fragen von unterschiedlichen Seminarteilnehmern, denen im ich Laufe der Zeit die Technik näherbringen durfte. Es ist möglich, dass ein spezifischer Fall oder eine Frage nicht aufgegriffen wurde. Eine zentrale Botschaft des Buches soll sein, die Technik auszuprobieren und eigene Erfahrungen zu sammeln. Wie bei allem, was man im Leben lernt, kommt es auf die Wiederholung bzw. das Üben an. Dementsprechend hoffe ich, dass Sie das Buch motiviert hat dies zu tun und Sie neugierig auf Imagery Rescripting bei Ihren Patienten gemacht hat. Sollte ein Imagery Rescripting Ihrer Einschätzung nach nicht gelingen, wünsche ich Ihnen den Mut es erneut zu probieren. Trotz meiner jahrelangen Erfahrung mit der Technik begegnen auch mir immer wieder Fälle, die zuvor noch nicht aufkamen, und ich kann in meinen Therapievideos Dinge erkennen, die ich rückblickend auf eine andere Art hätte lösen können. Hier gilt es Ruhe zu bewahren und transparent mit dem Patienten zu arbeiten. Es gibt kein allgemeingültiges »Kochbuchrezept«. Nutzen Sie Ihr Wissen und seien Sie kreativ in der Problemlösung. Jede Überschreibung muss auf den individuellen Patienten angepasst werden und ist geleitet von seinen sozialen Kontexten sowie seinem Verhalten und Erleben.

Verzeichnisse

Literatur

Arntz, A. (2011). Imagery rescripting for personality disorders. *Cognitive and behavioral practice*, 466–481. https://doi.org/10.1016/j.cbpra.2011.04.006

Arntz, A. (2012). Imagery rescripting as a therapeutic technique: Review of clinical trials, basic studies, and research agenda. *Journal of Experimental Psychopathology*, 189–208. https://doi.org/10.5127/jep.024211

Arntz, A. (2014). Imagery rescripting for posttraumatic stress disorder. In N. C. Thoma, & D. McKay (Eds.), *Working with emotion in cognitive-behavioral therapy: Techniques for clinical practice* (S. 203–215). New York: Guilford Publications.

Arntz, A., & Weertman, A. (1999). Treatment of childhood memories: Theory and practice. *Behaviour research and therapy*, 715–740. https://doi.org/10.1016/S0005-7967(98)00173-9

Arntz, A., Tieseman, M., & Kindt, M. (2007). Treatment of PTSD: A comparison of imaginal exposure with and without imagery rescripting. *Journal of Behavior Therapy and Experimental Psychiatry*, 345–370. https://doi.org/10.1016/j.jbtep.2007.10.006

Atzil-Slonim, D., Bar-Kalifa, E., Rafaeli, E. et al. (2015). Therapeutic bond judgments: Congruence and incongruence. *Journal of Consulting and Clinical Psychology*, 773. https://doi.org/10.1037/ccp0000015

Bar-Kalifa, E., Prinz, J., Atzil-Slonim, D. et al. (2019). Physiological synchrony and therapeutic alliance in an imagery-based treatment. *Journal of Counseling Psychology*, 508–517. https://doi.org/10.1037/cou0000358

Beck, A. T. (1991). Cognitive therapy as the integrative therapy. *Journal of Psychotherapy Integration*, 191–198. https://doi.org/10.1037/h0101233

Boothby, E. J., Clark, M. S., & Bargh, J. A. (2014). Shared experiences are amplified. *Psychological science*, 2209–2216. https://doi.org/10.1177/0956797614551162

Boothby, E. J., Smith, L. K., Clark, M. S. et al. (2016). Psychological distance moderates the amplification of shared experience. *Personality and Social Psychology Bulletin*, 1431–1444. https://doi.org/10.1177/0146167216662869

Brewin, C. R., & Holmes, E. A. (2003). Psychological theories of posttraumatic stress disorder. *Clinical psychology review*, 339–376. https://doi.org/10.1016/S0272-7358(03)00033-3

Brewin, C. R., Gregory, J. D., Lipton, M. et al. (2010). Intrusive images in psychological disorders: characteristics, neural mechanisms, and treatment implications. *Psychological review*, 210. https://doi.org/10.1037/a0018113

Brewin, C., Wheatley, J., Patel, T. et al. (2009). Imagery rescripting as a brief stand-alone treatment for depressed patients with intrusive memories. *Behaviour research and therapy*, 569–576. https://doi.org/10.1016/j.brat.2009.03.008

Bundesärztekammer (BÄK), Kassenärztliche Bundesvereinigung (KBV), Arbeitsgemeinschaft der Wissenschaftlichen Medizinischen Fachgesellschaften (AWMF). Nationale VersorgungsLeitlinie Unipolare Depression – Langfassung, Version 3.2. 2022 [cited: 2024-02-27]. https://doi.org/10.6101/AZQ/000505

Çili, S., Pettit, S., & Stopa, L. (2017). Impact of imagery rescripting on adverse self-defining memories and post-recall working selves in a non-clinical sample: a pilot study. *Cognitive Behaviour Therapy* , 75–89. https://doi.org/10.1080/16506073.2016.1212396

Conway, M. A. (2005). Memory and the self. *Journal of memory and language*, 594–628. https://doi.org/10.1016/j.jml.2005.08.005

Cooper, A. A., Clifton, E. G., & Feeny, N. C. (2017). An empirical review of potential mediators and mechanisms of prolonged exposure therapy. *Clinical Psychology Review*, 106–121. https://doi.org/10.1016/j.cpr.2017.07.003

Cooper, M., Todd, G., & Turner, H. (2007). The effects of using imagery to modify core emotional beliefs in bulimia nervosa: An experimental pilot study. *Journal of Cognitive Psychotherapy*, 117–122. https://doi.org/10.1891/088983907780851577

Couyoumdjian, A., Ottaviani, C., Petrocchi, N. et al. (2016). Reducing the meta-emotional problem decreases physiological fear response during exposure in phobics. *Frontiers in Psychology*, 1105. https://doi.org/10.3389/fpsyg.2016.01105

Cuthbert, B. N., Lang, P. J., Strauss, C. et al. (2003). The psychophysiology of anxiety disorder: Fear memory imagery. *Psychophysiology*, 407–422. https://doi.org/10.1111/1469-8986.00043

Deits-Lebehn, C. W., Baucom, K. J., Crenshaw, A. O. et al. (2020). Incorporating physiology into the study of psychotherapy process. *Journal of counseling psychology*, 488. https://doi.org/10.1037/cou0000391

Del Piccolo, L., & Finset, A. (2018). Patients' autonomic activation during clinical interaction: A review of empirical studies. *Patient Education and Counseling*, 195–208. https://doi.org/10.1016/j.pec.2017.08.007

Dibbets, P., & Arntz, A. (2016). Imagery rescripting: Is incorporation of the most aversive scenes necessary? *Memory*, 683–695. https://doi.org/10.1080/09658211.2015.1043307

Dibbets, P., Poort, H., & Arntz, A. (2012). Adding imagery rescripting during extinction leads to less ABA renewal. *Journal of behavior therapy and experimental psychiatry*, 614–624. https://doi.org/10.1016/j.jbtep.2011.08.006

Edwards, D. (2007). Restructuring implicational meaning through memory-based imagery: some historical notes. *Journal of Behavior Therapy and Experimental Psychiatry*, 306–316. https://doi.org/10.1016/j.jbtep.2007.10.001

Edwards, D. (2011). Invited essay: From ancient shamanic healing to twenty-first century psychotherapy: the central role of imagery methods in effecting psychological change. In A. Hackmann, J. Bennett-Levy, & E. A. Homes (Eds.), *Oxford Guide to Imagery in Cognitive Therapy* (pp. xxxiii–xlii). Oxford: Oxford University Press.

Ehlers, A., Hackmann, A., Steil, R. et al. (2002). The nature of intrusive memories after trauma: The warning signal hypothesis. *Behaviour research and therapy*, 995–1002. https://doi.org/10.1016/S0005-7967(01)00077-8

Ellenberger, H. F. (1970). The discovery of the unconscious: The history and evolution of dynamic psychiatry. New York: basic books.

Ellis, A. (1980). Rational-emotive therapy and cognitive behavior therapy: Similarities and differences. *Cognitive Therapy and Research*, 325–340.

Ellis, A. (2003). Early theories and practices of rational emotive behavior therapy and how they have been augmented and revised during the last three decades. *Journal of rational-emotive & cognitive-behavior therapy*, 219. https://doi.org/10.1007/978-3-319-93118-0_1

Erskine, R. G., & Moursund, J. P. (1988). *Integrative Psychotherapy In Action*. Newbury Park: Sage Publications.

Fink, J., Pflugradt, E., Stierle, C. et al. (2018). Changing disgust through imagery rescripting and cognitive reappraisal in contamination-based obsessive-compulsive disorder. *Journal of Anxiety Disorders*, 36–48. https://doi.org/10.1016/j.janxdis.2018.01.002

Flanagan, C., Atkinson, T., & Young, J. (2020). An introduction to schema therapy: origins, overview, research status and future directions. In G. Heath, & H. Startup (Eds.), *Creative methods in schema therapy* (pp. 1–16). London and New York: Routledge.

Foa, E. B., & Rothbaum, B. O. (2001). Treating the trauma of rape: Cognitive-behavioral therapy for PTSD. Guilford Press.

Fosha, D. (2001). The dyadic regulation of affect. *Journal of Clinical Psychology*, 227–242. https://doi.org/10.1002/1097-4679

Geller, S. M., Greenberg, L. S., & Watson, J. C. (2010). Therapist and client perceptions of therapeutic presence: The development of a measure. *Psychotherapy Research*, 599–610. https://doi.org/10.1080/10503307.2010.495957

Hackmann, A. (2011). Imagery Rescripting in Posttraumatic Stress Disorder. *Cognitive and Behavioral Practice*, 424–432. https://doi.org/10.1016/j.cbpra.2010.06.006

Hackmann, A., Bennett-Levy, J., & Holmes, E. A. (2011). *Oxford guide to imagery in cognitive therapy*. Oxford: OUP.

Hagenaars, M. A., & Arntz, A. (2012). Reduced intrusion development after post-trauma imagery rescripting; an experimental study. *Journal of behavior therapy and experimental psychiatry*, 808–814. https://doi.org/10.1016/j.jbtep.2011.09.005

Halligan, S. L., Michael, T., Wilhelm, F. H. et al. (2006). Reduced heart rate responding to trauma reliving in trauma survivors with PTSD: Correlates and consequences. *Journal of Traumatic Stress*, 721–734. https://doi.org/10.1002/jts.20167

Holmes, E., & Mathews, A. (2010). Mental imagery in emotion and emotional disorders. *Clinical psychology review*, 349–362. https://doi.org/10.1016/j.cpr.2010.01.001

Janet, P. (1894). histoire d'une idee fixe. *Revue Philosophique de la France et de l'Ètranger*, 121–168.

Ji, J. L., Heyes, S., McLeod, C. et al.. (2016). Emotional mental imagery as simulation of reality: Fear and beyond—A tribute to Peter Lang. *Behavior Therapy*, 702–719. https://doi.org/10.1016/j.beth.2015.11.004

Kleinbub, J. R. (2017). State of the art of interpersonal physiology in psychotherapy: a systematic review. *Frontiers in psychology*, 2053. https://doi.org/10.3389/fpsyg.2017.02053

Koole, S. L., & Tschacher, W. (2016). Synchrony in psychotherapy: A review and an integrative framework for the therapeutic alliance. *Frontiers in psychology*, 862. https://doi.org/10.3389/fpsyg.2016.00862

Koole, S. L., Atzil-Slonim, D., Butler, E. et al. (2020). In sync with your shrink: Grounding psychotherapy in interpersonal synchrony. In J. P. Forgas, W. D. Crano, & K. Fiedler (Eds.), *Applications of Social Psychology: How Social Psychology Can Contribute to the Solution of Real-World Problems* (pp. 161–184). London: Routledge.

Kosslyn, S. M., Ganis, G., & Thompson, W. L. (2001). Neural foundations of imagery. *Nature reviews neuroscience*, 635–642. https://doi.org/10.1038/35090055

Kozak, M. J., Foa, E. B., & Steketee, G. (1988). Process and outcome of exposure treatment with obsessive-compulsives: Psychophysiological indicators of emotional processing. *Behavior Therapy*, 157–169. https://doi.org/10.1016/S0005-7894(88)80039-X

Krakow, B., & Zadra, A. (2006). Clinical management of chronic nightmares: imagery rehearsal therapy. *Behavioral sleep medicine*, 45–70. https://doi.org/10.1207/s15402010bsm0401_4

Lane, R. D., Ryan, L., Nadel, L. et al. (2015). Memory reconsolidation, emotional arousal, and the process of change in psychotherapy: New insights from brain science. *Behavioral and brain sciences*, e1. https://doi.org/10.1017/S0140525X14000041

Lang, P. J., Levin, D. N., Miller, G. A. et al. (1983). Fear behavior, fear imagery, and the psychophysiology of emotion: the problem of affective response integration. *Journal of abnormal psychology*, 276. https://doi.org/10.1037/0021-843X.92.3.276

Mancini, A., & Mancini, F. (2018). Rescripting memory, redefining the self: A meta-emotional perspective on the hypothesized mechanism (s) of imagery rescripting. *Frontiers in psychology*, 581. https://doi.org/10.3389/fpsyg.2018.00581

Marci, C. D., Ham, J., Moran, E. et al. (2007). Physiologic correlates of perceived therapist empathy and social-emotional process during psychotherapy. *The Journal of nervous and mental disease*, 103–111. https://doi.org/10.1097/01.nmd.0000253731.71025.fc

Miller, G. A., Levin, D. N., Kozak, M. J. et al. (1987). Individual differences in imagery and the psychophysiology of emotion. *Cognition and Emotion*, 367–390. https://doi.org/10.1080/02699938708408058

Nilsson, J.-E., Lundh, L.-G., & Viborg, G. (2012). Imagery rescripting of early memories in social anxiety disorder: An experimental study. *Behaviour Research and Therapy*, 387–392. https://doi.org/10.1016/j.brat.2012.03.004

Pailik, G., Maloney, G., Arntz, A. et al. (2021). Delivering imagery rescripting via telehealth: Clinical concerns, benefits, and recommendations. *Psychiatry in the Digital Age*, 23–24. https://doi.org/10.1007/s11920-021-01238-8

Prinz, J., Bar-Kalifa, E., Rafaeli, E. et al. (2019). Imagery-based treatment for test anxiety: A multiple-baseline open trial. *Journal of Affective Disorders*, 187–195. https://doi.org/10.1016/j.jad.2018.10.091

Prinz, J., Rafaeli, E., Reuter, J. et al. (2022). Physiological activation and co-activation in an imagery-based treatment for test anxiety. *Psychotherapy Research*, 238–248. https://doi.org/10.1080/10503307.2021.1918353

Prinz, J., Rafaeli, E., Wasserheß, J. et al. (2021). Clients' emotional experiences tied to therapist-led (but not client-led) physiological synchrony during imagery rescripting. *Entropy*, 1556. https://doi.org/10.3390/e23121556

Rafaeli, E., Bernstein, D. P., & Young, J. (2010). *Schema therapy: Distinctive features.* London und New York: Routledge.

Rafaeli, E., Maurer, O., & Thoma, N. C. (2015). Working with Modes in Schema Therapy. In N. C. Thoma, & D. McKay (Eds.), *Working with Emotion in Cognitive Behavioral Therapy* (pp. 263–287). New York London: The Guilford Press.

Reimer, S. G., & Moscovitch, D. A. (2015). The impact of imagery rescripting on memory appraisals and core beliefs in social anxiety disorder. *Behaviour Research and Therapy*, 48–59. https://doi.org/10.1016/j.brat.2015.10.007

Reiss, N., Warnecke, I., Tibubos, A. N. et al. (2019). Effects of cognitive-behavioral therapy with relaxation vs. imagery rescripting on psychophysiological stress responses of students with test anxiety in a randomized controlled trial. *Psychotherapy Research*, 974–985. https://doi.org/10.1080/10503307.2018.1475767

Ritter, V., Stangier, & Ulrich. (2016). Seeing in the mind's eye: Imagery rescripting for patients with body dysmorphic disorder: A single case series. *Journal of Behavior Therapy and Experimental Psychiatry*, 187–195. https://doi.org/10.1016/j.jbtep.2015.07.007

Romano, M., Moscovitch, D. A., Huppert, J. D. et al. (2020). The effects of imagery rescripting on memory outcomes in social anxiety disorder. *Journal of anxiety disorders*, 102169. https://doi.org/10.1016/j.janxdis.2019.102169

Schmucker, M., & Köster, R. (2014). Praxishandbuch IRRT (Leben Lernen, Bd. 269): Imagery Rescripting & Reprocessing Therapy bei Traumafolgestörungen, Angst, Depression und Trauer. Klett-Cotta.

Seebauer, L., Froß, S., Dubaschny, L. et al. (2014). Is it dangerous to fantasize revenge in imagery exercises? An experimental study. *Journal of Behavior Therapy and Experimental Psychiatry*, 20–25. https://doi.org/10.1016/j.jbtep.2013.07.003

Siegesleitner, M., Strohm, M., Wittekind, C. E. et al. (2020). Improving imagery rescripting treatments: Comparing an active versus passive approach. *Journal of Behavior Therapy and Experimental Psychiatry*, 101578. https://doi.org/10.1016/j.jbtep.2020.101578

Singer, J. L. (1974). Imagery and Daydream methods in psychotherapy and behavior modification. New York: Academic Press.

Singer, J. L. (2006). *Imagery in Psychotherapy.* Washington, D.C: American Psychological Association.

Smucker, M. R., Dancu, C., Foa, E. B. et al. (1995). Imagery rescripting: A new treatment for survivors of childhood sexual abuse suffering from posttraumatic stress. *Journal of cognitive psychotherapy*, 3–3. https://doi.org/10.1891/0889-8391.9.1.3

Smucker, M., & Niederee, J. (1995). Treating incest-related PTSD and pathogenic schemas through imaginal exposure and rescripting. *Cognitive and Behavioral Practice*, 63–92.

Tschacher, W., & Meier, D. (2020). Physiological synchrony in psychotherapy sessions. *Psychotherapy Research*, 558–573. https://doi.org/10.1016/S1077-7229(05)80005-7

Uhl, J., Reuter, J., Rafaeli, E. et al. (2023). Interpersonelle Prozesse während des Imagery Rescripting. *Die Psychotherapie*, 28–35. https://doi.org/10.1007/s00278-022-00619-5

Van der Kolk, B. A., Brown, P., & Van der Hart, O. (1989). Pierre Janet on post-traumatic stress. *Journal of traumatic stress*, 365–378. https://doi.org/10.1007/BF00974596

Veale, D., Page, N., Woodward, E. et al. (2015). Imagery rescripting for obsessive compulsive disorder: A single case experimental design in 12 cases. *Journal of Behavior Therapy and Experimental Psychiatry*, 230–236. https://doi.org/10.1016/j.jbtep.2015.03.003

Watkins, J. G. (1971). The affect bridge: A hypnoanalytic technique. *International Journal of Clinical and Experimental Hypnosis*, 21–27. https://doi.org/10.1080/00207147108407148

Watson, H., Rapee, R., & Todorov, N. (2016). Imagery Rescripting of revenge, avoidance, and forgiveness for past bullying experiences in young adults. *Cognitive Behaviour Therapy*, 1651–2316. https://doi.org/10.1080/16506073.2015.1108360

Weertman, A., & Arntz, A. (2007). Effectiveness of treatment of childhood memories in cognitive therapy for personality disorders: A controlled study contrasting methods focusing on the present and methods focusing on childhood memories. *Behaviour Research and Therapy*, 2133–2143. https://doi.org/10.1016/j.brat.2007.02.013

Wheatley, J., Hackmann, A., & Brewin, C. (2009). Imagery rescripting for intrusive sensory memories in major depression following traumatic experiences. In N. Grey (Ed.), *A casebook of cognitive therapy for traumatic stress reactions* (pp. 94–108). London und New York: Routledge.

Wild, J., Hackmann, A., & Clark, D. M. (2008). Rescripting early memories linked to negative images in social phobia: A pilot study. *Behavior Therapy*, 47–56. https://doi.org/10.1016/j.beth.2007.04.003

Willson, R., Veale, D., & Freeston, M. (2016). Imagery rescripting for body dysmorphic disorder: a multiple-baseline single-case experimental design. *Behavior Therapy*, 248–261. https://doi.org/10.1016/j.beth.2015.08.006

Young, J. E., Klosko, J. S., & Weishaar, M. E. (2003). *Schema therapy: A practitioner's guide*. New York City: Guilford press.

Young, J. E., Klosko, J. S., & Weishaar, M. E. (2005). *Schematherapie: ein praxisorientiertes Handbuch*. Paderborn: Junfermann.

Stichwortverzeichnis

A

Affektbrücke   18, 26, 40, 54, 64, 71, 93
Akute Intoxikation   41

B

Bedürfnis, emotional   13, 18, 21, 37, 42, 53, 54, 58, 71
Beobachter-Selbst   37, 46, 93, 95
Breuer, Joseph   19
Bulimia Nervosa   23

D

Depression   23, 93
Dialogtechnik   20, 22, 38, 83, 94
Distanzierungstechnik   74
Dritte-Welle-Verfahren   21, 93

E

Einzelsitzungen   93
Emotion
– geteilte   32
– primär   28, 29
– sekundär   29
Emotionale Verarbeitung   32, 63, 85
Emotionsregulation   29, 33, 47, 64
– Co-Dysregulation   33, 63, 85
– Co-Regulation   32, 33, 63, 85
Empathie   31, 32
Erskine, Richard   20
Erwachsenes-Selbst   46, 62, 68, 71, 93
Evokationsphase   30, 37, 41, 52, 59, 65, 73, 74, 82, 93, 94
Exposition in sensu   28, 30

F

Ferenczi, Sándor   20
Freud, Sigmund   19

G

Gedächtnis   27, 93
– Gedächtnis-Abruf   28
– Gedächtnisrepräsentation   59
– Gedächtnisveränderung   28
– Rekonsolidierung   27
Gesprächsführungstechnik   65, 73, 76, 95
Gestalttherapie   20, 93
Geteilte Erfahrung   31, 32
Gewaltfantasie   31, 59
Grundüberzeugung, emotional   24, 55, 62, 93
Gruppentherapie   23, 93

H

Habituation   30
Helferfigur   37, 60, 62, 68, 93
Hier und Jetzt   20, 21, 44, 45, 73, 93
Hotspot   93
Humanistische Bewegung   20
Hypnose   17, 19
Hypnotherapie   18, 93

I

Imagery Rescripting and Reprocessing Therapy   21, 93
In-Sync-Modell   32
Integrative Psychotherapie   21

J

Janet, Pierre   17, 18

K

Kognitive Verhaltenstherapie, Techniken   32
Kontrollerleben   62
Kontrollverlust   43
Körperdysmorphe Störung   23

M

Meta-emotionaler Prozess   29

N

Nachbesprechung   58, 60, 66, 67, 71, 73–75, 84

P

Perls, Fritz   20
Persönlichkeitsstörung   23, 93
Phobie   29
Physiologie   29
- Elektrodermale Aktivität   24, 30, 32
- Elektrokardiogramm   24, 30
Posttraumatische Belastungsstörung   13, 17, 21, 23, 42, 74, 93
Prüfungsangst   23, 24, 32, 62, 63, 85, 87
Psychoanalyse   19, 93
Psychose   41

R

Rank, Otto   20
Reparenting   20, 21

S

Schemamodi   21
Schemata   21
Schematherapie   21, 93
Selbstakzeptanz   29
Selbstanteil   22, 28, 40, 86
- dominanter Selbstanteil   38, 46, 88
- gesunder, erwachsener Selbstanteil   71, 95
- selbstkritischer Selbstanteil   29
- selbstmitfühlender Selbstanteil   28
Selbstbewertung   28
Selbstgedächtnissystem   28
Selbstkonzept   29
Selbstmitgefühl   28
Selbstwahrnehmung   27

Selbstwertgefühl   28
Selbstwirksamkeit   62
Sicherer Ort-Imagination   41, 43, 44, 46, 66
Soziale Angststörung   23
Stabilisierungstechnik   74
Substitution   17
Synchronie
- Bewegungssynchronie   32
- neuronale Synchronie   32
- physiologische Synchronie   32, 62, 85
Systematische Desensibilisierung   20

T

Therapeutische Beziehung   32, 33, 44, 64, 65, 74, 85
Therapeutische Präsenz   31
Transaktionsanalyse   20
Transdiagnostik   23, 39, 93

U

Überschreibungsphase   53, 67, 74, 82
Umstrukturierung, kognitiv   20

V

Verhaltenstherapie   20, 93
Vermeidungsverhalten   43, 66
Vorbesprechung   41, 42, 79, 82
Vulnerables-Selbst   31, 37, 46

W

Watkins, John   18
Wirkmechanismus   27, 31, 93
Wirksamkeit   23, 25, 32

Z

Zeitmanagement   95
Zitronenübung   13
Zwangsstörungen   23